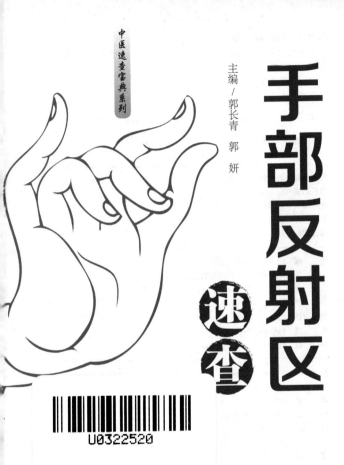

中医速查宝典系列

主编/郭长青　郭妍

手部反射区速查

中国科学技术出版社
·北京·

图书在版编目（CIP）数据

手部反射区速查 / 郭长青，郭妍主编 . — 北京：中国科学技术出版社，
2022.1（2024.6 重印）

（中医速查宝典系列）

ISBN 978-7-5046-9160-6

Ⅰ . ①手… Ⅱ . ①郭… ②郭… Ⅲ . ①手—按摩疗法（中医）Ⅳ . ① R244.1

中国版本图书馆 CIP 数据核字 (2021) 第 165441 号

策划编辑	韩　翔　于　雷
责任编辑	延　锦
文字编辑	靳　羽
装帧设计	佳木水轩
责任印制	徐　飞

出　　版	中国科学技术出版社
发　　行	中国科学技术出版社有限公司销售中心
地　　址	北京市海淀区中关村南大街 16 号
邮　　编	100081
发行电话	010-62173865
传　　真	010-62179148
网　　址	http://www.cspbooks.com.cn

开　　本	880mm×1230mm　1/64
字　　数	101 千字
印　　张	4.75
版　　次	2022 年 1 月第 1 版
印　　次	2024 年 6 月第 3 次印刷
印　　刷	河北环京美印刷有限公司
书　　号	ISBN 978-7-5046-9160-6 / R・2773
定　　价	36.00 元

编著者名单

主　编　郭长青　郭　妍

副主编　刘乃刚　段莲花

编　者　(以姓氏笔画为序)

　　　　王军美　尹孟庭　冯小杰　邢龙飞

　　　　朱文婷　刘　聪　杜　玫　张　典

　　　　张　茜　陈烯琳　胡庭尧

内容提要

　　按摩疗法具有方法简便、经济实用、适应证广泛等特点，早已被广大中医爱好者应用于家庭保健。近年来，按摩疗法迅速普及，无论是治疗疾病还是家庭保健都取得了可喜的发展。为了便于大家准确定位，应用于疾病更为有效，我们编写了这本书。

　　本书由北京中医药大学针灸学院专家编撰，主要介绍了手部反射区自我按摩，包括手部反射区的定位，反射区按摩的操作手法，以及常见病、多发病的临床应用等内容。

　　本书采用以图释文、以文解图的方式，给读者以直观、明确的反射区定位，既突出了按摩疗法的特点，又兼顾了常见疾病的操作形式和特色，每种手法辅以图解说明，易学易记，非常适合爱好按摩保健的读者，可作为临床应用和家庭保健的实用参考书。

前　言

随着生活水平的提高，生命价值观念的增强，人们对医疗保健有了更高的要求。卫生资源的有限性和医疗保障制度的改革及医学的进步，要求医疗方法经济实惠、效果确凿，既能预防疾病，又能强身健体。

手部反射区按摩疗法操作简单，方便易行，疗效可靠，无不良反应，可使有病者治病，无病者强身，故而深受大家欢迎。掌握了手部疗法，既可以自我治病强身，又可以为亲友治病保健。

手部疗法不仅经济实惠、节省时间，而且无不良反应。男女老幼皆可运用，有病在家就可诊治，堪称"家庭门诊"的制胜法宝。

为了促进反射区疗法的普及和推广，我们选择了较为常用的疗效较好的手部反射区疗法进行介绍，简明实用，易学易记。

编著者

目　录

第1章 手部反射区概述

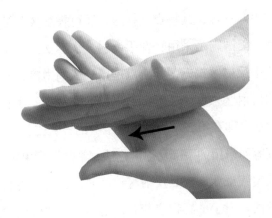

手部反射区按摩疗法是在手部的一定区域进行按摩医病的方法。早在《黄帝内经》中就论述了丰富的手诊内容和分布于手部的腧穴。20世纪70年代，我国医务人员以经络学说为基础，发展了手针疗法，各地医家结合临床实践，提出许多新见解，认为手是根本穴区之一，经脉之气发生及布散之处，又与阴阳、气血有密切联系。在国外，如日本发展了特效手穴疗法，其特点是指压，还可香烟灸、牙签刺等；美国则是采用轻抚手反射区按摩法。我国天津的手反射区按摩，其特点是用一般的力度，对手上的反射区按摩。在繁多的手按摩方法中，生物全息疗法（即在第二掌骨侧上有全身的各穴位），还有陈夷等所采用的手部反射区疗法，都是用指甲角点压。经实践证明即在足反射区按摩时，还可以用食指和拳法。当手部感到疲劳时，用足按摩棒较光锐的小圆头点压亦可。

手可分为 4 个部分，即腕部、手掌、手背和手指。腕部又分为腕前区和腕后区；手指与腕前区之间的部分称为手掌，手掌中央的凹陷处称为掌（手）心，其内、外两侧呈鱼腹状的隆起分别称为大鱼际和小鱼际；手指与腕后区之间的部分称为手背；手指又分指腹、指尖、指甲，每只手有 5 个手指，分别称为拇指、食指（示指）、中指、无名指（环指）、小指，拇指侧为桡侧，小指侧为尺侧。

手部反射区按摩疗法的应用范围很广，包括内、外、妇、儿、五官科常见病症。该法不用打针，不用吃药，以手指的运动、按摩、点穴等方式给人体以良性刺激，起着调节五脏六腑、十二经脉，全身365 个穴位的重要作用，是传统导引按摩、点穴、针灸理论的发扬和创新。它既可以预防各类疾病的产生，又可以治疗心脑血管病，关节病，内、外、妇、儿等十几类病证，是简便价廉的重要保健手段。

手部反射区按摩疗法操作简单，方便易行，疗效可靠，无副作用，可以使有病者治病，无病者健身，故而深受大家欢迎。凡是学习了手疗法的人，都可自我诊病、治病，还可为亲友诊病、治病，并且在手部可早期发现病情，及早防治，将疾病消灭在萌芽之中。有的病在渐变之时，医院仪器检查不出，而手上就能诊出，尤其是些亚健康的人，身体不适而医院却查不出病来，用手部疗法的诊病法就可解决。手部疗法诊病与 X 线、B 超、CT 可以媲美，并且诊出来病，在手上就可以治疗。手部疗法的独特之处就是诊治结合，经济实惠，节省了时间与医疗费，又无副作用，男女老幼皆可运用，有了病在家里就可诊治。

手部疗法使用注意事项：手部有坏疽、感染及化脓性病灶者禁用；孕妇及外科手术适应证者慎用。

第 2 章　手部反射区自我按摩手法

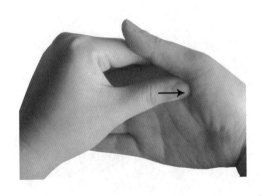

　　手部反射区按摩疗法的基本手法有按法、点法、揉法、推法、掐法、捻法、摇转法、拔法、擦法、摩法等，下面我们对这些手法做简要介绍。

● 按法（图 2-1）

【概念】用拇指指尖或指腹（肚）垂直平压穴位或反应区、反应点，称按法。

【操作】操作时着力部位要紧贴手部表面，移动

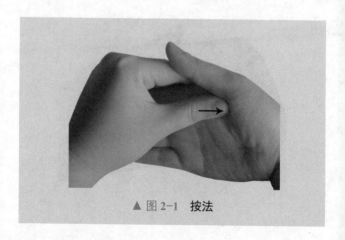

▲ 图 2-1　按法

范围不可过大，用力由轻渐重，稳而持续，按压频率、力度要均匀。

【适用范围】按法一般适用于手部较平的穴区。常与揉法配合使用，治疗各种慢性疾病、慢性疼痛等，也可用于预防保健。

● **点法**（图 2-2）

【概念】用拇指指端，或中指顶端，或小指外侧尖端加无名指、拇指固定，或屈拇指指间关节，或屈食指以近端指尖关节等部位点压手部穴区，称点法。

【操作】点法较按法接触面积小，要求力度强，刺激量大。操作时要求点压准确有力，不可滑动，力量调节幅度大。

【适用范围】一般用于骨缝处的穴区和要求较按法更为有力而区域又小的部位。多用于急症、痛证等。

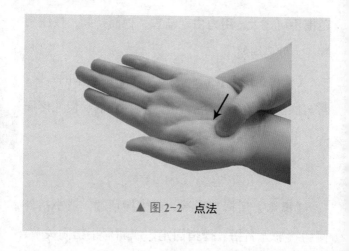

▲ 图2-2　点法

❀ 揉法（图2-3）

【概念】以手指指腹（肚）按于手部穴区，腕部放松，以肘部为支点，前臂作主动摆动，带动腕部和掌指作轻柔和缓的旋转揉动，将力通过手指到达相应部位，称为揉法。揉法常使用拇指或中指进行。

【操作】压力宜轻柔，动作协调有节律，持续时

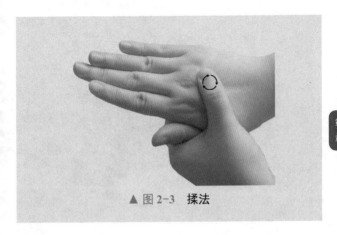

▲ 图 2-3　揉法

间宜长。

【适用范围】适于在表浅或开阔的穴区上操作。慢性病、虚证、劳损及保健等常选用揉法，局部肿痛也可使用。

◈ 推法（图 2-4）

【概念】用指掌、单指、多指及掌根、大小鱼际侧，着力于一定部位，单向直线移动，称为推法。

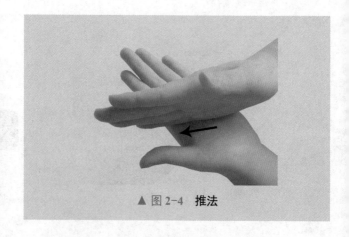

▲ 图2-4 推法

【操作】操作时要求施术部位紧贴体表，用力稳健，速度缓慢均匀。注意要在同一层次上推动。

【适用范围】适用于手部纵向长线实施，也可沿指向各侧施行。推法操作一段时间后转为擦法。推法多用于慢性病、劳损性疼痛、酸痛以及保健等。

● 掐法（图2-5）

【概念】用手指顶端甲缘重刺激穴区，一般多用拇指顶端及桡侧甲缘施力，也有以拇指与其余各指顶端甲缘相对夹持穴区施力，以上均称为掐法。

【操作】操作时要逐渐用力，至深透引起强反应时为止。掐至深度持续半分钟，松后再按揉局部半分钟，然后再行 1 次操作。注意操作时切忌滑动，以防掐破损伤皮肤。

【适用范围】多用于掌指关节结合部及掌骨间缝

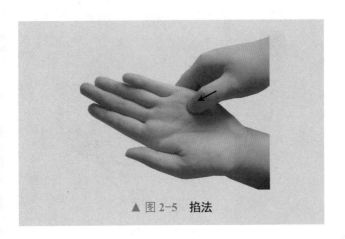

▲ 图 2-5　掐法

隙等部位。常与按法、揉法等配合或交替使用，用于急症、痛证、癫狂、神经衰弱等。

● 捻法（图 2-6）

【概念】用拇指、食指指腹（肚）夹持手的一定部位，从而做搓揉动作的方法，称捻法。捻法有活血通络止痛作用。

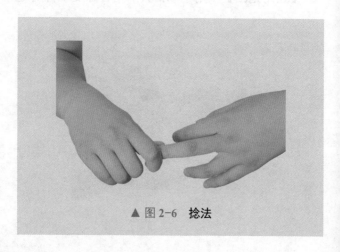

▲ 图 2-6　捻法

【操作】强调频率和作用部位，要轻而不浮，重而不滞。

【适用范围】主要用于手部手指各小关节。常与掐法、推法合作运用，用于慢性病证、局部不适及保健等。

● 摇转法（图 2-7）

【概念】使手部指关节、手腕部关节作被动均匀的摇转环形动作的方法。可起到放松调整、滑利关节等作用。

【操作】一般为双手操作，即一手固定，另一手操作。操作前应先用拔法、捻法放松调节，再用摇转法，这样有利于保护关节。另外，操作时要注意均匀用力，切忌突然单向用力，以防损伤关节。

【适用范围】用于手部指关节、手腕部关节。可治慢性病、老年病及局部伤痛等，手部保健也可作用。

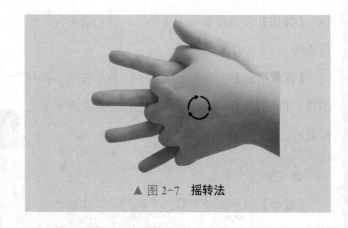

▲ 图 2-7　摇转法

❀ 拔法（图 2-8）

【概念】拔法是以拉伸、牵引动作固定于相应关节一端，而牵拉另一端的方法。拔法有放松关节、改善关节活动范围、强身、延缓衰老等作用。

【操作】两手用力应适度，速度要均匀，不可强拉硬牵，应沿关节连线纵轴线操作。

【适用范围】适用于手指关节、掌指关节及腕关节的局部病证，也可用于老年人的强身保健。多与

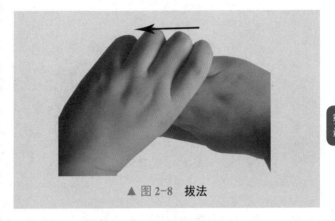

▲ 图 2-8　拔法

捻法、揉法等配合应用。

● 擦法（图 2-9）

【概念】以单指或手掌大小鱼际及掌根部附着于手的一定部位，紧贴皮肤进行快速往复的直线运动为擦法。

【操作】使用擦法时腕关节应自然伸直，前臂与手近于水平，指擦的指端可微微下按，以肩关节为

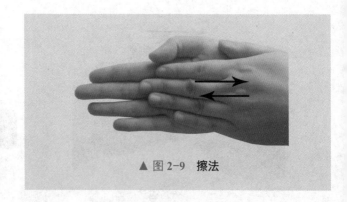

▲ 图 2-9　擦法

支点，上臂主动带动指掌作往返直线移动。擦法着力应轻而不浮，节奏迅速。

【适用范围】适用于手掌、手指部顺骨骼走向擦。慢性疾病、虚寒证、精神性疾病及强身健体均可使用擦法。

● 摩法（图 2-10）

【概念】以手掌面或拇指、食指、中指、无名指指腹附于手部一定穴区上，以腕关节及其臂部摆动在掌部穴区上作顺时针或逆时针方向的环行擦动即为摩法。该法有温经通络、行气活血的作用。

【操作】摩法围绕环可以自中心向周围逐渐放大，然后再回收，使中心及四周有温热感为佳。要求动作均匀协调，频率要快。

【适用范围】适用于手部相对开阔的部位。老年病、慢性病、虚寒证可用摩法。

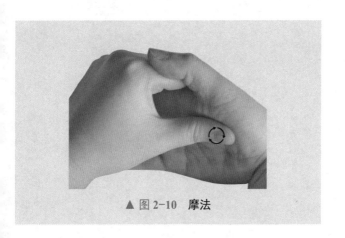

▲ 图 2-10　摩法

第3章 手部反射区的定位及主治

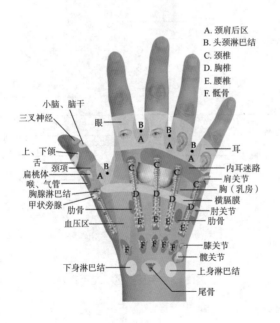

A. 颈肩后区
B. 头颈淋巴结
C. 颈椎
D. 胸椎
E. 腰椎
F. 骶骨

小脑、脑干
三叉神经
眼
上、下颌
舌
扁桃体
喉、气管
胸腺淋巴结
甲状旁腺
肋骨
血压区
下身淋巴结

耳
内耳迷路
肩关节
胸（乳房）
横膈膜
肘关节
肋骨
膝关节
髋关节
上身淋巴结
尾骨
颈项

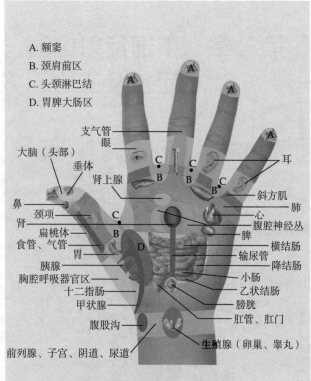

A. 额窦
B. 颈肩前区
C. 头颈淋巴结
D. 胃脾大肠区

支气管
眼
大脑（头部）
垂体
肾上腺
鼻
颈项
肾
扁桃体
食管、气管
胃
胰腺
胸腔呼吸器官区
十二指肠
甲状腺
腹股沟
前列腺、子宫、阴道、尿道

耳
斜方肌
肺
心
腹腔神经丛
脾
横结肠
输尿管
降结肠
小肠
乙状结肠
膀胱
肛管、肛门
生殖腺（卵巢、睾丸）

▲ 图 3-1　手反射区（左手掌）

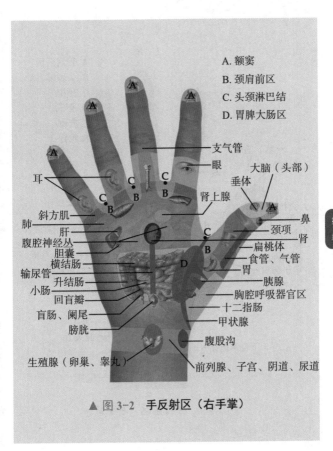

A. 额窦
B. 颈肩前区
C. 头颈淋巴结
D. 胃脾大肠区

支气管
眼
大脑（头部）
垂体
耳
肾上腺
鼻
斜方肌
颈项
肺
肾
肝
腹腔神经丛
扁桃体
胆囊
食管、气管
横结肠
胃
输尿管
胰腺
升结肠
胸腔呼吸器官区
小肠
十二指肠
回盲瓣
甲状腺
盲肠、阑尾
膀胱
腹股沟
生殖腺（卵巢、睾丸）
前列腺、子宫、阴道、尿道

▲ 图 3-2　手反射区（右手掌）

第3章

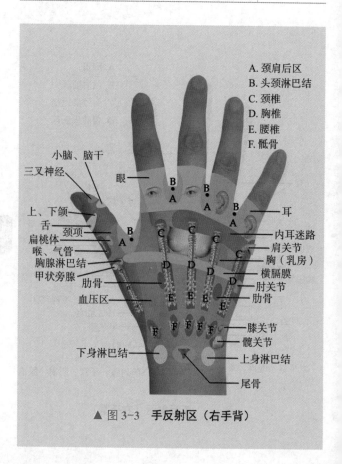

A. 颈肩后区
B. 头颈淋巴结
C. 颈椎
D. 胸椎
E. 腰椎
F. 骶骨

小脑、脑干
三叉神经
眼
上、下颌
舌
颈项
扁桃体
喉、气管
胸腺淋巴结
甲状旁腺
肋骨
血压区
下身淋巴结

耳
内耳迷路
肩关节
胸（乳房）
横膈膜
肘关节
肋骨
膝关节
髋关节
上身淋巴结
尾骨

▲ 图 3-3　手反射区（右手背）

● 大脑（头部）

【解剖】位于颅腔内，包括左、右大脑半球，重量均为人体的 1/50。

【定位】在掌面拇指指腹。

【功用】平肝潜阳、清头明目、镇静安神、舒筋通络。

【主治】脑震荡、脑中风、脑性麻痹、脑血栓、头晕、头痛、感冒、神志不清、神经衰弱，呼吸、视觉受损。

【手法】以拇指腹按揉 10～15 次。

● 额窦

【解剖】位于前额，与鼻腔相通。

【定位】在手掌 5 个手指尖。

【功用】清热疏风、通络止痛。

【主治】脑中风、脑震荡、鼻窦炎、头晕、头痛、感冒、发热、失眠、眼耳口鼻疾病。

【手法】按揉 10～15 次。

❀ 小脑、脑干

【解剖】小脑位于颅后窝内，在大脑半球枕叶下方，延髓和脑桥的背侧。脑干位于颅后窝内，自下而上由延髓、脑桥和中脑组成。脑干下端的枕骨大孔处与脊髓相连，上端与大脑相接。

【定位】在掌面，拇指指腹尺侧面。

【功用】舒筋通络，解除紧张，调节身体平衡。

【主治】脑震荡、高血压、头晕、头痛、失眠、感冒、走路摇晃、肌肉紧张、肌腱关节疾病。

【手法】按揉或推按 10～15 次。

❀ 垂体

【解剖】位于颅中窝内，呈卵圆形，借漏斗连于下丘脑，分为腺垂体和神经垂体两部分。

【定位】在拇指指腹中心。

【功用】调节内分泌。

【主治】甲状腺、甲状旁腺、肾上腺、生殖腺、脾、胰等功能失调，小儿发育不良，更年期综合征。

【手法】以食指第一指间关节定点深入点按5～10次。

❀ 鼻

【解剖】鼻是呼吸道的起始部，同时又是嗅觉器官。主要包括鼻腔和鼻旁窦两部分。鼻旁窦包括上颌窦、额窦、筛窦和蝶窦。

【定位】在拇指第二节桡侧，赤白肉际。

【功用】清热、疏风、通鼻窍。

【主治】鼻塞、流鼻涕、鼻出血（出血时禁忌）、鼻窦炎、过敏性鼻炎、急慢性鼻炎及上呼吸道感染。

【手法】拇指端由上而下分别按揉5～10次。

❀ 三叉神经

【解剖】位于头颅两侧，包括眼神经、上颌神经、下颌神经，分别布于眶腔、鼻腔和口腔各器官。

【定位】在掌面，拇指指腹尺侧缘的远端，小脑、脑干反射区的上方。

【功用】疏风清热，通络止痛。

【主治】面部神经麻痹、偏头痛、头重、失眠、感冒、腮腺炎、眼、耳、口不适引发的神经痛。

【手法】拇指端自上而下按揉5～10次。

❀ 内耳迷路

【解剖】位于颞骨岩部骨质内，在鼓室和内耳道底之间，由构造复杂的管腔组成，是前庭蜗器的主要部分，内有位、听觉感受器。

【定位】双手背侧，第3～5掌指关节之间，第3～5指根部结合部。

【功用】平肝息风，清头止眩。

【主治】头晕、耳鸣、梅尼埃病、晕动症、高血压、低血压、平衡障碍。

【手法】沿指缝向手指方向推按 5～10 次。

❀ 喉、气管

【解剖】喉位于颈前正中。上方借韧带连于舌骨，下方连接气管。它既是呼吸道，又是发声器。

【定位】双手拇指近节指骨背侧中央

【功用】调理气血，泻火鸣音。

【主治】上呼吸道感染、咽喉炎、气管炎、咳嗽、气喘。

【手法】向手腕方向推按 10～15 次。

❀ 舌

【解剖】位于口腔内，以骨骼肌为基础，表面覆以黏膜组成。有协助咀嚼、吞咽、辅助发音和感受

第3章

味觉等功能。

【定位】双手拇指背侧，指间关节横纹的中央处。

【功用】消炎，调理味觉。

【主治】口腔溃疡、味觉异常。

【手法】掐按或点按 10～15 次。

❀ 扁桃体

【解剖】位于口与咽喉之间，由淋巴组织构成，是口腔通向咽喉的门户。

【定位】双手拇指近节背侧肌腱的两侧。

【功用】消炎，增强体质。

【主治】扁桃体炎、上呼吸道感染、发热。

【手法】向指尖方向推按 10～15 次。

❀ 上、下颌

【解剖】上颌位于口腔上方，鼻腔两侧。下颌位于口腔下方，下牙齿根部。

【定位】双手拇指背侧，拇指指间关节横纹上下的带状区域，远端为上颌，近端为下颌。

【功用】消炎、活血、止痛。

【主治】颞下颌关节紊乱、牙周炎、牙龈炎、龋齿、口腔溃疡。

【手法】掐点或推按 10～15 次。

❀ 胸、乳房

【解剖】位于颈部与腹部之间。胸部由胸椎、肋骨和胸骨等作支架，构成胸廓，胸廓内是胸腔。

【定位】手背第 2～4 掌骨的远端。

【功用】清热解毒，护胸益乳。

【主治】胸部疾病、呼吸系统疾病、心脏病、乳房疾病。

【手法】向腕背方向推按 10～15 次。

❀ 横膈膜

【解剖】膈为胸、腹腔之间的阔肌，呈伞状凸面向上，吸气时，膈收缩下降，胸腔向下伸展；呼气时，膈松弛，恢复原位，胸腔又缩小。

【定位】双手背侧，横跨第2~5掌骨中部的带状区域。

【功用】降逆和胃。

【主治】呃逆、恶心、呕吐、腹胀、腹痛。

【手法】由桡侧向尺侧推按10~15次。

❀ 颈项

【解剖】位于头部和胸部之间，前部为颈，后部为项。

【定位】双手拇指近节掌侧和背侧。

【功用】舒筋通络，柔颈止痛。

【主治】颈项酸痛、颈项僵硬、头晕、头痛、流鼻血、高血压、落枕。

【手法】拇指端沿横纹处来回推按或按揉
5～10 次。

❀ 斜方肌

【解剖】位于项部和上背部，为三角形的阔肌，
两侧相合呈斜方形。

【定位】在掌侧面，眼、耳反射区的下方，呈横
带状区域。

【功用】疏筋止痛，柔颈益肩。

【主治】颈肩背部疼痛、颈椎病、落枕。

【手法】从尺侧向桡侧推按 5～10 次。

❀ 眼

【解剖】位于眶内，后方由视神经连于间脑。眼
球由眼球壁及其内容物组成。

【定位】在双手掌和手背第 2、3 指指根部之间。

【功用】清肝、养肝、明目。

【主治】结膜炎、角膜炎、近视、远视、青光眼、白内障、畏光流泪、老花眼、眼底出血。

【手法】拇指端由上而下推按或按揉5～10次。

❀ 耳

【解剖】位于头的两侧，包括外耳、中耳和内耳三部分。

【定位】在双手掌和手背第4、5指指根部之间。

【功用】补肾聪耳。

【主治】耳鸣、耳炎、重听。

【手法】拇指端由上而下推按或按揉5～10次。

❀ 甲状腺

【解剖】甲状腺由左、右叶及连接两叶的甲状腺峡组成。两叶贴附在喉下部及气管上部的外侧面，甲状腺峡位于第2～4气管软骨环的前方，为淡红的圆形或扁平长形的小体，每个重 0.05～0.3 克。

【定位】在掌面，第 1、2 掌骨之间，由近心端弯向虎口方向，呈一弯带状区域。

【功用】调节激素分泌、平衡阴阳。

【主治】甲状腺功能亢进或低下，甲状腺炎、心悸、失眠、感冒、烦躁、肥胖。

【手法】由近心端向虎口方向推按 10～15 次。

❀ 甲状旁腺

【解剖】甲状旁腺亦称副甲状腺，贴于甲状腺两叶的后缘，一般上、下两对，每个如绿豆大。有时一个或几个埋于甲状腺组织之中。

【定位】在双手桡侧第 1 掌指关节背侧凹陷处。

【功用】补肾养骨、柔肝养筋。

【主治】过敏、痉挛、失眠、呕吐、恶心、低钙、指甲脆弱、癫痫发作。

【手法】拇指顶端点按或按揉 5～10 次。

❀ 肩关节

【解剖】位于上臂与身体连接处。

【定位】在小指掌指关节后的赤白肉际。

【功用】消炎、活血、止痛。

【主治】肩周炎、手臂酸痛、手麻、白内障。

【手法】以食指第 1 指间关节定点推按或点揉
10～15 次。

❀ 肘关节

【解剖】位于肱骨下端与桡、尺骨上端连接处。

【定位】手背侧，第 5 掌骨体中部尺侧处。

【功用】活血通络，祛风除湿、止痛。

【主治】肘部疾病(如网球肘、尺骨鹰嘴滑囊炎、
肱骨内上髁炎等)、上肢瘫痪、手臂麻木等。

【手法】按揉或掐揉 10～15 次。

❀ 髋关节

【解剖】髋关节由髋骨的髋臼和股骨头构成，是躯体与下肢的连接部。

【定位】手背侧，尺骨和桡骨茎突骨面的周围。

【功用】活血、通络、止痛。

【主治】髋关节疾病、坐骨神经痛、腰背痛。

【手法】按揉或掐按 10～15 次。

❀ 膝关节

【解剖】膝关节由股骨下端、胫骨上端和髌骨构成，是人体最大、最复杂的关节。

【定位】第 5 掌骨近端尺侧缘与腕骨形成的凹陷中。

【功用】活血通络，祛风除湿、止痛。

【主治】膝关节病变（如膝关节骨性关节炎、髌下滑囊炎、半月板损伤、侧副韧带损伤）、下肢瘫痪。

第 3 章

【手法】点揉或掐按 10～15 次。

❀ 颈肩区

【定位】双手各指根部近节指骨的两侧及各掌指关节结合部，手背为颈肩后区，手掌为颈肩前区。

【功用】缓急止痛、柔筋利节。

【主治】颈肩部病痛如肩周炎、颈椎病、颈肩部筋膜炎、落枕。

【手法】向指根方向推按或掐按 10～15 次。

❀ 血压区

【定位】手背侧，第 1、2 掌骨和阳溪穴所包围的区域以及食指近节指骨近端 1/2 的桡侧。

【功用】平肝潜阳，清头止眩。

【主治】高血压、低血压、眩晕、头痛。

【手法】按揉 5～10 分钟。

❀ **肺、支气管**

【解剖】肺位于胸腔内，在心及其大血管两侧，分为左肺和右肺。肺中央有肺门，通过左右主支气管分支，越分越细，形成支气管树。

【定位】肺反射区在掌面，横跨第 2～5 掌骨，靠近掌指关节的带状区域；支气管反射区在中指第 3 近节指骨。

【功用】调理气血，泻火鸣音。

【主治】肺炎、支气管炎、肺气肿、肺结核、肺癌、胸闷。

【手法】用食指第 1 指间关节左右反复推按或点揉 10～15 次。

❀ **心**

【解剖】位于胸腔内，在两肺之间，约 2/3 在身体正中线的左侧，1/3 在右侧。心是中空的肌性器官，为心血管系的血泵。

【定位】位于左手尺侧，手掌及手背部第4、5
掌骨之间，掌骨远端处。

【功用】补气、益气、生血。中医学认为：心为
君主之官，对心的保健是十分重要的。刺激心反射
区，可以改善心脏的血液循环，使心肌得到良好保
健作用。

【主治】心律不齐、心绞痛、心悸、胸闷、高血
压、低血压、心脏缺损和循环系统疾病。

【手法】拿捏或向手指方向推按10～15次。对
心脏病人，按摩的力度和时间，要特别注意患者的
承受能力。

❀ 肝

【解剖】位于腹部右上部，呈楔形，重约
1300克。

【定位】右手掌尺侧，第4、5掌骨体之间近掌骨头处。

【功用】行肝利胆，清热解毒，补益肝血，平肝潜阳。中医学认为，肝是人体贮藏血液的主要器官，故肝主藏血，有调节血量的功能。肝性疏泄，部位在胁。肝主筋，开窍于目，故治眼疾时，常配合刺激肝反射区。

【主治】肝炎、肝硬化、腹痛、消化不良、腹胀、眩晕、眼病等。

【手法】点按或捏揉10～15次。

❀ 胆囊

【解剖】位于肝右叶下面，呈鸭梨形，容量40～60毫升。

【定位】右手掌尺侧，第4、5掌骨之间，肝反射区的腕侧下方。

【功用】消炎利胆、调理肠胃。

【主治】胆囊炎、胆石症、胆道蛔虫症、厌食、消化不良、胃肠功能紊乱、高脂血症、痤疮。

【手法】点按或捏揉 10～15 次。

● 肾上腺

【解剖】位于两肾的上方，左侧者近似半月形，右侧者呈三角形。肾上腺可分为外层的皮质和内部的髓质，重约 7 克。

【定位】双手掌侧，第 2、3 掌骨体远端之间。

【功用】补肾填精、活血祛风、抗休克、抗过敏。

【主治】头晕、高血压、指端麻痹、手掌多汗、掌中热、肾上腺皮质不全症。

【手法】食指第 1 指间关节顶点按揉 10～15 次。

● 肾

【解剖】位于腹腔后上部，脊柱的两旁。肾实质分为皮质和髓质两部分。皮质位于浅层，呈红褐色，可见密布的细小颗粒，相当于肾小体。髓质位于深层，呈浅红色，由 15～20 个肾锥体组成。

【定位】在掌面第 3 掌骨中点，即手心处，相当于劳宫穴的位置。

【功用】补肾填精、壮阳、温经通脉、醒神开窍、清热利湿、利尿通淋。

【主治】肾炎、肾结石、游走肾、肾功能不良、尿毒症、腰痛、泌尿系统感染、高血压、浮肿。

【手法】食指第 1 指间关节按揉 10～15 次。

❀ 膀胱

【解剖】位于骨盆腔内，是储尿的囊状器官，上接输尿管，下连尿道，成人膀胱容量为 300～500 毫升。

【定位】在掌面大、小鱼际交接处的凹陷中。

【功用】清热泻火、通利小便、解毒。

【主治】膀胱炎、尿道炎、膀胱结石、高血压、动脉硬化、泌尿系统与其他膀胱疾患。

【手法】食指第 1 指间关节顶点按揉 10～15 次。

❀ 输尿管

【解剖】位于腹膜的后方，沿腹后壁向内下方斜行，越过小骨盆上缘，为细长肌性管道，起自肾盂，终于膀胱，成人输尿管长 25～30 厘米。

【定位】在掌面膀胱反射区和肾反射区之间的带状区域。

【功用】清热利湿、通淋排石、泻火解毒。

【主治】输尿管炎、输尿管结石、输尿管狭窄、高血压、动脉硬化、风湿症、泌尿系统感染。

【手法】食指第 1 指间关节推按或按揉 10～15 次。

● 生殖腺（卵巢、睾丸）

【解剖】男性生殖腺为睾丸，位于阴囊内，左右各一；女性生殖腺为卵巢，位于骨盆内，左右各一。

【定位】双手掌根，腕横纹的中部，相当于大陵穴处。

【功用】补肾益精。

【主治】性功能低下，不孕不育症、前列腺增生、月经不调、痛经等。

【手法】按揉 10～15 次。

● 前列腺、子宫、阴道、尿道

【解剖】男性前列腺位于膀胱下方，形似板栗，底向上，腺体中央有尿道和精管通过。女性子宫位于小骨盆腔的中部，为一中空的肌性器官，在膀胱和直肠之间，下部连接阴道。男性尿道起于膀胱的尿道内口，止于尿道外口，成年男性尿道平均长约

18 厘米。女性的尿道从膀胱到尿道口，短而直，全长 3～5 厘米。上端起自膀胱的尿道内口，下端开口于阴道前庭。

【定位】在双手掌腕横纹上，生殖腺反射区的两侧的带状区域。

【功用】补益肾精、活血养宫、消炎解毒，利尿通淋。

【主治】前列腺增生、前列腺炎、子宫肌瘤、子宫内膜炎、宫颈炎、阴道炎、白带异常、尿道炎、尿路感染等。

【手法】由中间向两侧推按 10～15 次。

❀ 腹股沟

【解剖】位于下腹两侧的三角区域。

【定位】双手掌侧腕横纹的桡侧端，桡骨头凹陷中，相当于太渊穴处。

【功用】温肾壮阳，回疝。

【主治】性功能低下、前列腺增生、生殖系统病变、疝气、小腹胀痛。

【手法】点揉 10~15 次。

❀ 胰腺

【解剖】位于胃的后方，在第 1、2 腰椎的水平处横贴于腹后壁，呈长棱形，重约 70 克。

【定位】在胃反射区和十二指肠反射区之间，第 1 掌骨体中部。

【功用】降糖清胰。

【主治】胰腺炎、糖尿病、消化不良。

【手法】食指第 1 指间关节自上而下按揉 10~15 次。

❀ 食管、气管

【解剖】食管上起于咽，下连于胃，长约 25 厘米，是输送食物的肌性管道。气管为后壁略扁的圆筒状管道，上接喉，下通于肺。

【定位】双手拇指近节指骨桡侧赤白肉际处。

【功用】调理气血，泻火鸣音。

【主治】食管炎、食管肿瘤、气管炎

【手法】按揉 10～15 次。

● 胃

【解剖】位于腹腔的上部，大部分在中线的左侧，小部分在中线的右侧。胃的贲门上接食管，幽门下连十二指肠。

【定位】双手第 1 掌骨体远端。

【功用】降逆和胃，养气止痛。中医学认为："肾为先天之本，脾胃为后天之本"，胃具有容纳和消化食物的作用。胃气宜降，不宜升，升则生呕；胃之宜通，不通则痛，故保持胃肠的通畅，是养胃的关键。治疗时可配合胃反射区，直肠反射区等。

【主治】胃痛、胃胀、胃酸过多，消化不良、胃下垂、恶心、呕吐、急慢性胃炎。

【手法】食指第 1 指间关节自上而下按揉 10～15 次。

❀ 十二指肠

【解剖】十二指肠为小肠的起始段，约相当于二个横指并列的距离，位于腹后第 1～3 腰椎的高度，呈 C 字形包绕胰头，上接胃的幽门，下连空肠。

【定位】在掌面，第 1 掌骨体近端，胰腺反射区的下方。

【功用】健脾益胃，消食化积。

【主治】十二指肠溃疡、食欲不振、消化不良、腹胀、食物中毒。

【手法】食指第 1 指间关节自上而下按摩十余次。

❀ 小肠

【解剖】 位于腹腔中下部，上起胃的幽门，下至盲肠，为消化管中最长而又弯曲的一段，全长5～7米。

【定位】 双手掌中部凹陷中，各结肠反射区包围的部分。

【功用】 消食导滞、健脾行气。中医学认为，小肠主化物，泌别清浊。小肠的功能是承受由胃传来的食物，在小肠继续消化，将食物中精华部分吸收，以供脏腑机能活动，并将糟粕中的水分通过肾而渗入膀胱，渣滓则转送大肠而排出体外。

【主治】 急慢性肠炎、消化不良、食欲不振、肠胃胀闷。

【手法】 按揉5～10分钟。

❀ 大肠

【解剖】略呈方框形，围绕在空回肠的周围，起自右髂窝的回肠末端，终于肛门，全长约 1.5 米。

【定位】双手掌侧，自右手掌尺侧起，沿第 4、5 掌骨间隙向手指方向上行，至第 5 掌骨体中段转向桡侧，平行通过第 2～4 掌骨体的中段，接左手第 2～4 掌骨体中段，转向手腕方向，沿第 4、5 掌骨间隙至腕掌关节止。

【功用】通利大肠，清热止痢。

【主治】腹痛、腹胀、腹泻、消化不良、便秘、结肠炎、直肠炎、阑尾炎、痔疮、肛裂。

【手法】推按或点揉 10～15 次。

❀ 盲肠、阑尾

【解剖】盲肠位于右髂窝内，是大肠的起始部分，上接小肠，下连升结肠，全长 6～8 厘米。盲肠内下方是阑尾。

【定位】右手掌尺侧，第4、5掌骨底与钩骨结合部近尺侧。

【功用】清热通肠。

【主治】腹胀、腹泻、消化不良、阑尾炎。

【手法】点按或掐揉10～15次。

　　● 回盲瓣

【解剖】位于盲肠与回肠交界处。回盲瓣突向盲肠腔内，呈唇状瓣。

【定位】右手掌尺侧，第4、5掌骨底与钩骨结合部近桡侧。

【功用】清热通肠。

【主治】下腹胀、腹痛。

【手法】点按或掐揉10～15次。

【功用】开胸顺气，消炎平喘。

【主治】胸闷、气喘、咳嗽、肺炎、支气管炎、哮喘。

【手法】推按10～15次。

❀ 胃脾大肠区

【定位】双手掌面，第1、2掌骨之间的椭圆形□。

【功用】健脾开胃，清热通腑。

【主治】消化不良、食欲不振、腹痛、腹胀、腹□炎、便秘。

【□法】按揉5～10分钟。

□位于腹腔左上部，与第9～11肋相对，□□。

□□左手掌面尺侧，第4、5掌骨远端之间。

❀ 升结肠

【解剖】升结肠为盲肠延续；沿腹右后壁上升，至肝下弯向左，形成结肠右曲（肝曲）全长约15厘米。

【定位】右手掌尺侧，第4、5掌骨之间上行至约与虎口水平的带状区域。

【功用】行气、通便。

【主治】便秘、腹痛、肠炎、腹泻。

【手法】推按10～15次。

❀ 横结肠

【解剖】横结肠自肝曲开始，在胃大弯下方，向左行至脾附近，形成结肠左曲（脾曲），全长约50厘米。

【定位】在右手掌侧，升结肠反射区上端与虎口之间的带状区域；在左手掌侧，虎口与降结肠之间

第3章

的带状区域。

【功用】导滞、通便、止泻。

【主治】腹泻、腹胀、腹痛、结肠炎、便秘。

【手法】推按 10～15 次。

❀ 降结肠

【解剖】降结肠续横结肠左曲沿腹左后壁下降，到髂脊处接乙状结肠。

【定位】左手掌尺侧，第 4、5 掌骨之间，虎口至钩骨之间的带状区域。

【功用】行气、通便。

【主治】腹泻、腹痛、腹胀、肠炎、便秘。

【手法】推按 10～15 次。

❀ 乙状结肠

【解剖】位于左髂窝内，呈乙字形弯曲，续于直肠。

【定位】左手掌，第 5 掌骨底与钩骨交接的腕掌关节处至第 1、2 掌骨结合部的带状区域。

【功用】清热、补虚、通便、消痔止血。

【主治】腹痛、腹胀、腹泻、肠炎、便秘。

【手法】推按 10～15 次。

❀ 肛管、肛门

【解剖】直肠终端。

【定位】左手掌桡侧，第 2 腕掌肠反射区的末端。

【功用】消痔止血，通便

【主治】便秘、脱肛、

【手法】点揉或掐按

❀ 胸腔呼吸器官

【定位】双手

纹之间的区域。

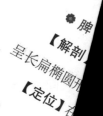

区域

泻、肠炎

【手

❀ 脾

【解剖

呈长扁椭圆形

【定位】在

054

【功用】健脾化湿，增强机体免疫能力。中医学认为：脾有运化食物，运化水湿以及统摄血液的机体免疫抗癌能力。

【主治】食欲不振、消化不良、发热、炎症、贫血。

【手法】食指第 1 指间关节按揉 10～15 次。

❀ 腹腔神经丛

【解剖】腹腔神经丛又称太阳神经丛，分布于腹腔器官周围，是交感神经和副交感神经的分支，是最大的植物神经丛。

【定位】双手掌侧，第 2、3 和第 3、4 掌骨之间，肾反射区的两侧。

【功用】调理三焦，安神定志。

【主治】胃肠功能紊乱、腹痛、腹胀、腹泻、呃逆、更年期综合征、烦躁失眠等。

【手法】推按 10～15 次。

❀ 胸腺淋巴结

【解剖】胸部淋巴腺包括胸导管、胸腺、乳糜池等。胸导管是全身最长的淋巴管，长 30～40 厘米。其起始部为一棱形膨大，称为乳糜池。该池多位于第 1 腰椎体前面，由左、右腰干和一条肠干汇合而成。胸导管经主动脉裂孔入胸腔，初沿脊柱右前方上升，以后偏向左侧继续上行，出胸廓上口到颈根部注入左静脉角。胸导管收集左半头颈部、左上肢、左半胸部、腹部、盆部和双下肢等处的淋巴。

【定位】在手背第 1 掌指关节的桡侧。

【功用】扶助正气，增强机体免疫能力。

【主治】发热、炎症、囊肿等。

【手法】点按 10～15 次。

❀ 头颈淋巴结

【解剖】位于颈部，包括下颌下淋巴结、颈外侧浅淋巴结，颈外侧深淋巴结。

【定位】双手各手指根部的掌侧和背侧凹陷中，

【功用】增强机体免疫能力。

【主治】颈部淋巴结肿大、甲状腺肿大、甲亢、牙痛。

【手法】点按或掐揉 5～10 次。

❀ 下身淋巴结

【解剖】下身淋巴结指肚脐以下，包括腹部、盆腔部及下肢的淋巴系统。

【定位】在手背，舟骨和桡骨交界处。

【功用】增强机体免疫能力。

【主治】发热、炎症、囊肿。

【手法】拇指腹自下而上按摩七八次。

❀ 上身淋巴结

【解剖】上身淋巴结指肚脐以上、颈部以下的淋巴系统。

【定位】在手背，月骨、三角骨和尺骨交界处。

【功用】增强机体免疫能力。

【主治】发热、炎症、囊肿。

【手法】拇指腹自下而上按摩七八次。

❀ 脊柱

【解剖】位于躯干背面正中，形成躯干的中轴，上接颅骨，下连髋骨，由 7 个颈椎、12 个胸椎、5 个腰椎、1 块骶骨、1 块尾骨组成。

【定位】手背侧第 1～5 掌骨体。

【功用】活血、通络、止痛。

【主治】颈椎病、落枕、背痛、腰痛。

【手法】推按 10～15 次。

❀ **颈椎**

【解剖】位于脊椎最上端，由 7 节颈椎骨构成。

【定位】手背部，各掌骨背侧远端 1/5。

【功用】舒筋活血，和脉。

【主治】颈项僵硬、颈项酸痛、头晕、头痛、落枕、各种颈椎病变。

【手法】推按或按揉 10～15 次。

❀ **胸椎**

【解剖】位于脊椎上段，上接颈椎，下连腰椎，由 12 节胸椎骨组成。

【定位】手背部，各掌骨背侧中段 2/5。

【功用】活血，通脉。

【主治】肩背酸痛、胸椎骨刺、腰脊强痛、胸椎间盘突出、胸闷胸痛。

【手法】推按或按揉 10～15 次。

❀ 腰椎

【解剖】位于脊椎中段,上接胸椎,下连骶骨,由 5 节腰椎骨构成。

【定位】手背部,各掌骨背侧近端 2/5。

【功用】活血、通络、止痛。

【主治】腰背酸痛、腰椎骨刺、腰脊强痛、腰椎间盘突出、腰肌劳损。

【手法】推按或按揉 10～15 次。

❀ 骶骨

【解剖】位于脊椎末段,呈三角形,分底、尖和前、后两面。底向上,接第五腰椎,尖向下,按尾椎。前后各有 4 对小孔,均有脊神经通过。

【定位】手背部,各掌指关节结合部。

【功用】活血、通络、止痛。

【主治】骶骨受伤、骶骨骨刺、坐骨神经痛。

【手法】推按或点揉 10～15 次。

● 尾骨

【解剖】位于脊椎末端，呈三角形，上接骶骨，下端游离，由 4～5 块尾椎构成 1 块尾骨。

【定位】手背部，腕背横纹处。

【功用】活血、通络、消痔、止痛。

【主治】坐骨神经痛、尾骨受伤后遗症。

【手法】推按或点揉 10～15 次。

● 肋骨

【解剖】肋由肋骨和肋软骨构成，共 12 对，左右对称，呈弓形。

【定位】双手背侧，内侧肋骨反射区位于第 2 掌骨体中部偏远端的桡侧；外侧肋骨反射区位于第 4、5 掌骨之间，近掌骨底的凹陷中。

【功用】平肝、止痛。

第3章

【主治】胸膜炎、胸闷、肋膜炎、肋骨受伤。

【手法】点揉 10～15 次。

第4章 常见病手部
按摩疗法

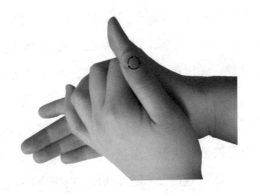

❀ 感冒（图 4-1 至图 4-8）

感冒又称伤风，是由病毒或细菌引起的急性上呼吸道炎症。一年四季均可发病，但以春冬季及气候骤变时多发。主要临床表现为恶寒（恶风）、发热（体温一般不超过 39℃）、鼻塞、流涕、喷嚏、声重、头痛、咽痛、咳嗽、全身酸痛、乏力、食欲减退等。如在一个时期内广泛流行，症状多类似，称为时行感冒。

本病在中医学中属于"伤风""感冒"范畴。其病因病机是六淫外邪，以风为主，"风为百病之长"，每多兼挟，尤以挟寒、挟热居多，或挟时疫之气，侵袭人体，乘人体防御能力不足，卫气不固之时，侵袭肺卫皮毛而致病。临床症状以风寒、风热者居多，尚有挟暑、挟湿之患者。又因为患者感受的病邪不同、体质强弱及邪之轻重，在症候上有伤风、风寒感冒、风热感冒和时行感冒（即流行性感冒）之分。感冒的临床表现，初起一般多见鼻塞、流涕、喷嚏、声重、恶风，继则发热、咳嗽、咽痒或痛、头痛、全身酸楚不适等。病程 5~7 天，一般伤风全身症状不重，少有传变，时行感冒多呈流行性，常突然恶寒、高热、全身酸痛，全身症状明显，且可入里化热，变生他病。

【操作】按揉大脑、鼻、支气管、肺反射区。风寒证加心反射区；风热证加额窦反射区；暑湿证加肾反射区。

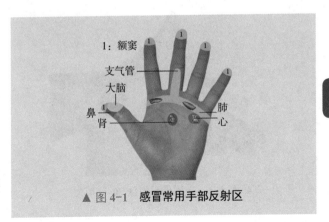

1：额窦
支气管
大脑
鼻
肾
肺
心

▲ 图 4-1　感冒常用手部反射区

第4章

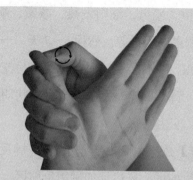

▲ 图 4-2　按揉大脑反射区 30～50 次

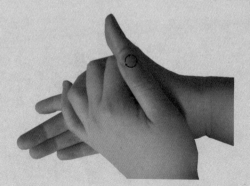

▲ 图 4-3　按揉鼻反射区 30～50 次

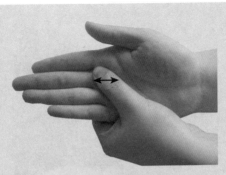

▲ 图 4-4　按揉支气管反射区 30～50 次

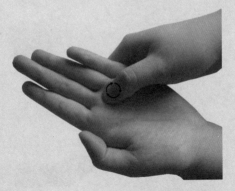

▲ 图 4-5　按揉肺反射区 30～50 次

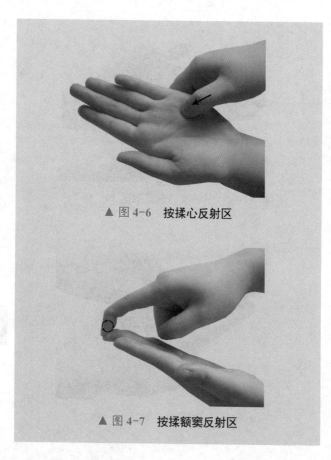

▲ 图 4-6　按揉心反射区

▲ 图 4-7　按揉额窦反射区

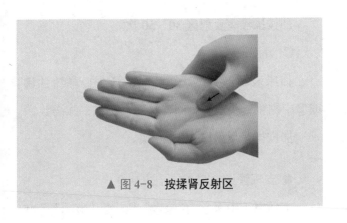

▲ 图 4-8　按揉肾反射区

【加减】

① 风寒证

临床表现：恶寒重，发热轻，鼻流清涕，咽痒，无汗，咳痰稀白，舌苔薄白，脉浮紧。

加按揉心反射区 30～50 次。

② 风热证

临床表现：发热较重，微恶风寒，鼻流黄浊涕，咽痛，汗出，咳痰黄稠，舌苔薄黄，脉浮数。

加按揉额窦反射区 30~50 次。

③ 暑湿证

临床表现：身热，微恶风，汗少，鼻流浊涕，或口中黏腻，头重，胸闷，泛恶，苔腻，脉濡数。

加按揉肾反射区 30~50 次。

❀ **支气管炎**（图 4-9 至图 4-20）

本病属于中医学的"咳嗽""痰饮""咳喘"范畴。中医虽无急性气管支气管炎的病名，但其临床表现与中医文献中的"外感咳嗽"非常接近。急性支气管炎为外邪侵袭肺，肺失宣肃、气道不利，肺气上逆所致。慢性支气管炎则多因肺脏虚弱或他脏有病累及于肺，使肺之宣肃功能失常而发病。

本病的致病原因虽多，概而言之，不外外感与内伤两端。外感为六淫外邪侵袭肺系；内伤主要是脏腑功能失调。

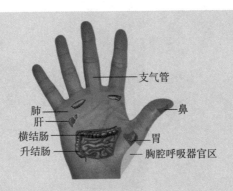

▲ 图 4-9　支气管炎常用手部反射区（一）

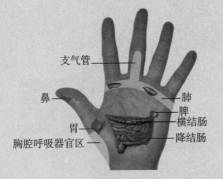

▲ 图 4-10　支气管炎常用手部反射区（二）

第 4 章

071

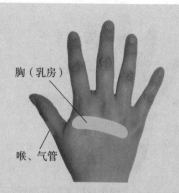

胸（乳房）

喉、气管

▲ 图 4-11　支气管炎常用手部反射区（三）

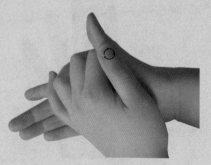

▲ 图 4-12　按揉鼻反射区 1～2 分钟

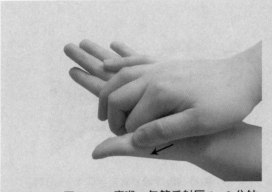

▲ 图 4-13　摩喉、气管反射区 1～2 分钟

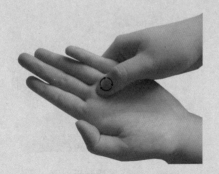

▲ 图 4-14　按揉肺、支气管反射区各 1～2 分钟

第4章

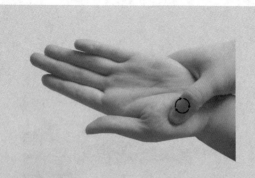

▲ 图 4-15　按揉胸腔呼吸器官反射区 1～2 分钟

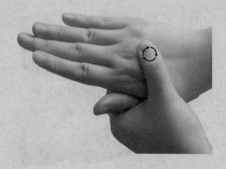

▲ 图 4-16　按揉胸反射区

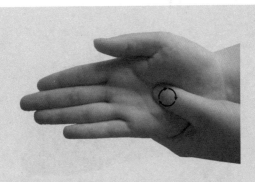

▲ 图 4-17　按揉大肠反射区

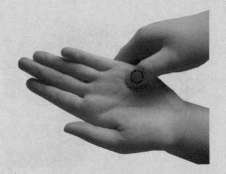

▲ 图 4-18　按揉脾反射区

第4章

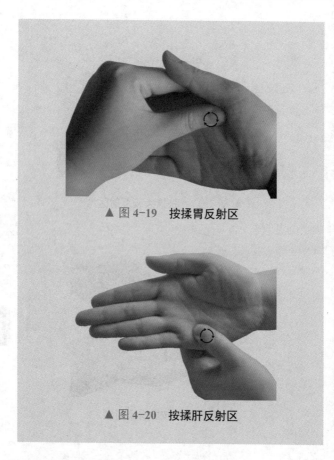

▲ 图 4-19　按揉胃反射区

▲ 图 4-20　按揉肝反射区

① 六淫外邪侵袭肺系：多因肺的卫外功能减退或失调，以致在天气冷热失常，气候突变的情况下，六淫外邪从口鼻而入，或从皮毛而受。《河间六书·咳嗽论》谓："寒、暑、燥、湿、风、火六气，皆令人咳嗽"，即是此意。

② 脏腑功能失调主要指肺脏功能失调，肺卫不固，外邪易侵，内外合邪而为病。此外，饮食不当，嗜烟好酒，熏灼肺胃；或过食肥厚辛辣，脾失健运，痰浊内生，上干于肺而发病。肺司呼吸，主宣发肃降，开窍于鼻，外合皮毛，为气机升降出入的通道。外感六淫，从口鼻或皮毛而入肺，肺失肃降；肺脾功能失调，内生痰浊，阻塞气道，均可导致肺气上逆而咳喘。

慢性支气管炎在病机上主要反映肺、脾、肾三脏虚损，以及相互之间关系的失衡，同时又因痰、火、瘀等因素的参与而愈加复杂，其基本病机为本虚标实。在正常情况下，肺主气，司呼吸，主宣发肃降，外合皮毛，为气机出入升降的通道。风寒热燥之邪从口鼻或皮毛而入，肺气被束，失其肃降而发病；嗜食烟酒、辛辣助火之品，聚津生痰，阻塞气道，均可使肺气上逆而发生咳嗽。病久不愈，肺气愈伤，正气无力御邪，则外邪又易复犯，以致迁延日久，缠绵不愈。脾主运化，位居中焦，为气机升降之枢纽。脾虚不能运水湿，聚湿为痰，湿痰上渍于肺，影响气机的通畅而见咳喘，咯痰等症。肾主纳气，肾阳亏虚，气失摄纳，命门火衰，津液输布障碍，气化失司，肺气升降受阻，水气不能宣化，为痰为饮，阻塞气道；肾阴亏损，虚火内炽，灼伤肺津，皆可使肺失宣降，肺气上逆而咳喘咯痰。古人所谓："肾为生痰之本，肺为贮痰之器，脾为生痰之源"，"肺不伤不咳，脾不伤不久咳，肾不伤不咳不喘"，三脏功能失调可致本病。痰、火、瘀既是脏腑失调的病理产物，又是直接或间接致病的因素。无论是外受燥热之邪，或寒郁而化热，或五志过极，饥饱劳倦伤及脏腑致功能失调所生内火，皆可与痰湿等合而形成痰火，火热壅肺，痰闭肺络而发病。久病多虚多瘀，阳气不足，不能温煦血脉和推动血液运行；或因寒邪客于血脉，血液凝滞不畅；或热入营血，血热搏结等，皆可形成瘀血。急性发作期，大多因肺气虚弱，卫外不固，外邪入侵，以致咳嗽反复发作；或因久咳不已、反复发作，或因年老体虚，肺脾肾气虚，水津不布，痰饮内停，阻遏于肺，引起长期咳喘，或因饮酒等因素，伤及肺，进而形成本病。病变经久不愈，损及脾肾，故病情严重者常伴有气喘不能平卧，动则尤甚等肾不纳气之候。

【操作】按摩鼻、喉、气管、肺、支气管、胸

第4章

腔呼吸器官区。风寒袭肺加胸、大肠反射区；痰湿蕴肺加脾反射区、胃反射区；肝火犯肺加肝反射区。

【加减】

① 风寒袭肺

临床表现：咳嗽声重，气急，咽痒，咳痰稀薄色白，常伴鼻塞，流清涕，头痛，肢体酸痛，恶寒发热，无汗等表证。

加按揉胸、大肠反射区，各1～2分钟。

② 痰湿蕴肺

临床表现：咳嗽反复发作，咳声重浊，痰多，因痰而咳，痰出咳止，痰黏腻或稠厚成块，色白或带灰色，早晨或食后则咳甚痰多，进甘甜油腻食物加重，胸闷，脘痞呕恶，食少，体倦，大便时溏，舌苔白腻，脉象濡滑。

加按揉脾、胃反射区反射区，各1～2分钟。

③肝火犯肺

临床表现：上气咳逆阵作，咳时面赤，咽干，常感痰滞咽喉，咯之难出，量少质黏，或痰如絮条，胸胁胀气，咳时引痛，口干苦，症状可随情绪波动而变化，舌苔薄黄少津，脉象弦数。

加按揉肝反射区 1～2 分钟。

❀ 哮喘（图 4-21 至图 4-30）

本病属于中医学中"哮""喘""痰饮"等范畴。哮为喉中鸣息有声，喘为呼吸气促困难，二者兼有称为哮喘。本病的主要病因是痰饮内伏，平时可不发病，遇某种因素致使痰饮搏击于气道而发病。致病因素比较复杂，凡外感风寒暑热，未能及时表散，邪阻于肺，气不布津，聚液成痰。饮食酸咸肥甘，生冷腥腻而致脾失健运，内酿痰湿，上干于肺，窒阻肺气。素禀体弱，或病后体虚，如幼年麻疹、百日咳及反复感冒,咳嗽日久,阳虚阴盛,气不化津,痰饮内生,或阴虚阳盛,热蒸液聚,痰热胶固。由此可以看出,导致本病的主要病理因素为痰。外感、饮食、病后失调,情志内伤,疲劳等均是诱发因素。

①外邪侵袭风寒之邪,侵袭肌表,内阻于肺,寒邪郁闭皮毛,肺失肃降;或因风热犯肺,肺热壅盛,清肃失职或肺有蕴热,又为寒邪所束,热不得泄,皆能导致肺气上逆而发生哮喘。

②痰浊阻肺,饮食失节,伤及肺气,导致上焦津液不布,凝聚寒饮,内伏于肺,或恣食肥甘大过,嗜酒伤中,脾失健运,痰浊内生,上干于肺;或病后阴伤,素体阳盛,寒痰内郁化热,热蒸痰聚,致痰热胶固,内郁于肺,遇劳欲、情志的触动,即可发病。

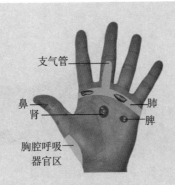

支气管

鼻
肾

肺
脾

胸腔呼吸
器官区

▲ 图 4-21　哮喘常用手部反射区（一）

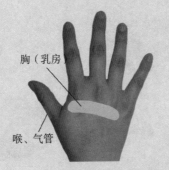

胸（乳房）

喉、气管

▲ 图 4-22　哮喘常用手部反射区（二）

第4章

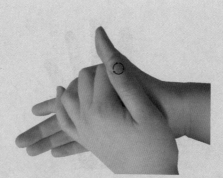

▲ 图 4-23 按揉鼻反射区 1～2 分钟

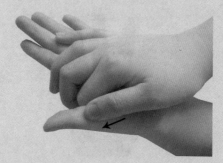

▲ 图 4-24 按揉喉、气管反射区 1～2 分钟

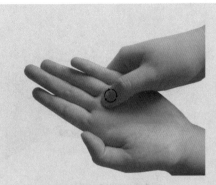

▲ 图 4-25　按揉肺、支气管反射区 1～2 分钟

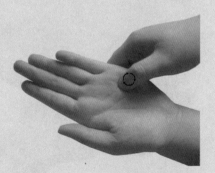

▲ 图 4-26　按摩脾反射区 1～2 分钟

第4章

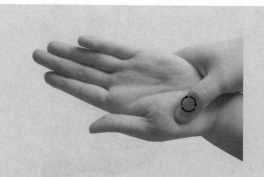

▲ 图 4-27　按揉胸腔呼吸器官反射区 1～2 分钟

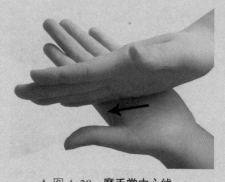

▲ 图 4-28　摩手掌中心线

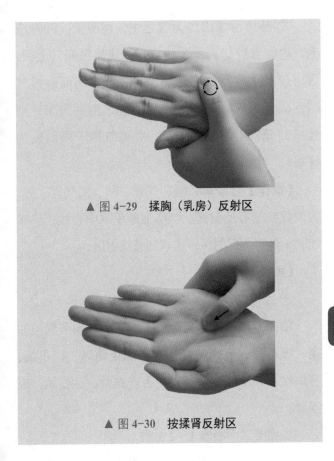

▲ 图 4-29　揉胸（乳房）反射区

▲ 图 4-30　按揉肾反射区

③ 肺肾亏虚因肺为气之主，司呼吸，外合皮毛，内为五脏华盖，久病咳伤，或他脏病气上犯，皆可使肺失宣降，肺气胀满，呼吸不利而致短气喘促，肾为气之根，故肾元不固，摄纳失常，则气不归元，阴阳不相接续，亦可气逆于肺而发为哮喘。

【操作】按摩鼻、喉、气管、肺、支气管、脾、胸腔呼吸器官反射区。冷哮加摩手掌中心线；热哮加胸（乳房）反射区；虚哮加肾反射区。

【加减】

① 冷哮

临床表现：呼吸急促，喉中痰鸣，胸痞满闷如塞，咳不甚，痰少咳吐不爽，面色晦暗，口不渴，喜热饮，天冷或受寒易发，舌苔白滑，脉弦紧，或浮紧。

加摩手掌中心线 1～2 分钟。

② 热哮

临床表现：呼吸急促，气粗息涌，喉中痰鸣，胸高胁胀，咳呛阵作，痰黄黏稠，排吐不利，口渴喜饮，口苦，不恶寒，舌质红，苔黄腻，脉滑数，或弦滑。

加按揉胸（乳房）反射区 1～2 分钟。

③ 虚哮

临床表现：形体消瘦，素体怯寒，气少无力，腰酸肢软，呼吸急促，喉中痰鸣，舌淡苔少，脉象虚弱。

加按揉肾反射区各 1～2 分钟。

● 风湿性心脏病（图 4-31 至图 4-37）

风湿性心脏病是风湿热后所遗留下的心脏病变，以心脏瓣膜病变为主，又称"风湿性心瓣膜病"，简称风心病。临床最常见累及二尖瓣、主动脉瓣，以

第4章

及三尖瓣，二尖瓣与主动脉瓣可同时发生病变。患病初期常常无明显症状，后期则表现为心慌气短、乏力、咳嗽、肢体水肿、咳粉红色泡沫痰，直至心力衰竭而死亡。

本病归属于中医学心痹、心悸、怔忡、水肿、喘证的范畴。《黄帝内经》中类似本病的描述为"脉痹不已，复感于邪，内舍于心"，发为心痹，又有"心痹者，脉不通，烦则心下鼓，暴上气而喘"等。素体虚弱，外邪侵袭为本病的根本病因。本病初起，以外感风寒、湿热之邪而致病，邪气久羁，内舍于心，而成为心痹，发为本病。

① 外邪致病：风、寒、湿、热之邪是引起本病的外在因素，体质虚弱者，易于遭受外邪的侵袭，但体壮之人由于久居湿地，或保暖失宜，或冒雨涉水，或汗出当风，外感风寒湿邪，或邪入日久化热也可成为本病。

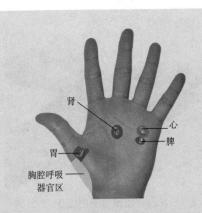

肾

心

脾

胃

胸腔呼吸
器官区

▲ 图 4-31　风湿性心脏病常用手部反射区

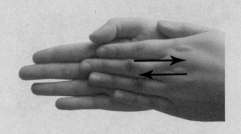

▲ 图 4-32　用力摩擦手掌，搓揉手掌心至温热

第
4
章

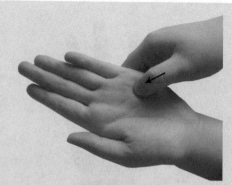

▲ 图 4-33 按压心反射区 3～5 分钟

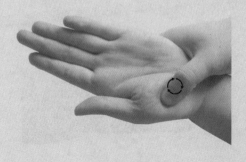

▲ 图 4-34 按揉胸腔呼吸器官反射区

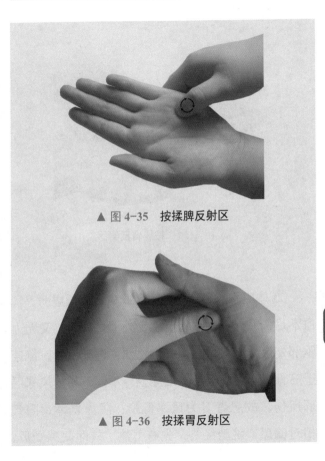

▲ 图 4-35　按揉脾反射区

▲ 图 4-36　按揉胃反射区

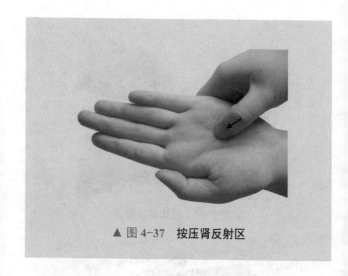

▲ 图4-37　按压肾反射区

②体虚感邪患者先天不足或病后体质虚弱，气血不足，卫外不固，易于感受外邪。病后，又无力驱邪外出，以致风、湿、热之邪，逐渐深入，流连于筋骨血脉而为痹证。阳虚卫外不固，易为风寒湿邪所伤，故患者多为风寒湿痹；阴虚之体，阳气相对偏盛，脏腑经络，先有蓄热，故即使感受风、

寒、湿邪，侵入人体后也会从阳化热，故成为风热湿痹。

③ 邪气归心：邪客于脉日久，或脉痹不已复感于邪，内舍于心，则心悸、胸闷、胸痹甚者喘息不得卧，是风湿性心肌炎的主要表现。

【操作】用力摩擦手掌，搓揉手掌心至温热，并按压心反射区。心血瘀阻加按揉胸腔呼吸器官反射区；气血两虚加脾、胃反射区；心肾阳虚加肾反射区。

【加减】

① 心血瘀阻

主要表现：心悸不安，胸闷不舒，心痛时作，咳嗽甚则咯血，两颧紫红，唇甲青紫，舌质紫暗或有瘀斑。

加按揉胸腔呼吸器官反射区 3～5 分钟。

②气血两虚

主要表现：心悸气短，头晕乏力，面色无华，睡眠欠佳，舌质淡红，脉细弱。

加按揉脾、胃反射区各3～5分钟。

③心肾阳虚

主要表现：心悸眩晕，胸脘痞满，咳嗽喘急，甚则不得卧。浮肿尿少，手足不温，舌质淡紫，脉沉细而数或结代。

按压肾反射区3～5分钟。

❀ 冠心病（图4-38至图4-46）

冠心病属中医学中"胸痹""心痛""真心痛"等范畴。心痛指因外来寒邪侵袭、情志所伤，或内有所伤而致心系脉络瘀阻所引起的在两乳之中、鸠尾之间或虚里部位疼痛，甚则胸痛彻背，喘息不得卧为主要特点的病证。病因为寒邪内侵、饮食不当、情志失调、年迈体虚。主要病机为心脉不通。

① 气虚血瘀：因于思虑烦劳过度，耗伤心气，加之终日伏案少动，胸阳不展；或因年迈体弱，脾肾两虚，心失所养，致心气不足，"气为血帅，血为气母"，"气行则血行"。由于心气虚，不得帅血运行，则气虚血瘀，心脉瘀阻发为心痛。如《灵枢·经脉篇》有"手少阴气绝则脉不通，脉不通则血不流"。

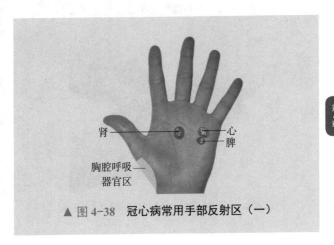

▲ 图 4-38　冠心病常用手部反射区（一）

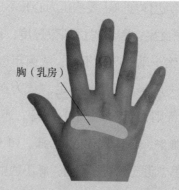

胸（乳房）

▲ 图 4-39　冠心病常用手部反射区（二）

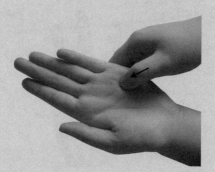

▲ 图 4-40　按压并推摩心反射区 3～5 分钟

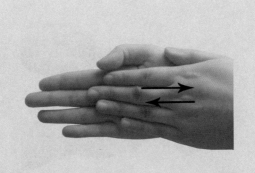

▲ 图 4-41　用力摩擦手掌，搓揉手掌心至温热

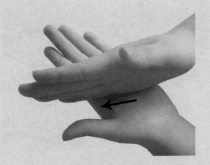

▲ 图 4-42　摩手掌中心线 3～5 分钟

第4章

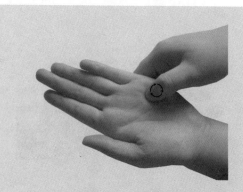

▲ 图 4-43　按揉脾反射区

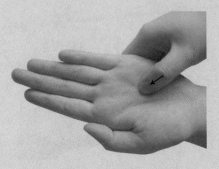

▲ 图 4-44　按揉肾反射区

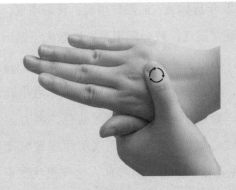

▲ 图 4-45　按揉胸（乳房）反射区

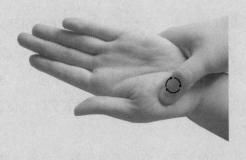

▲ 图 4-46　按揉胸腔呼吸器官反射区

第 4 章

② 年迈体衰：a. 阳气虚衰：肾阳虚衰，不能鼓舞五脏之阳气，致心阳不足，血脉失于温运，血流不畅，痹阻于心系脉络则致心痛。b. 肾阴亏虚：肾阴亏，不能濡养于心致心阴虚，脉道不充，血行不畅，瘀阻于心系脉络而致心痛，也有因阴损及阳，致心气虚，故而出现气阴两虚致瘀而痛。如《景岳全书·胁痛》有"凡人之气血犹源泉也，盛则流畅，少则奎滞，故气血不虚则不滞，虚则无有不滞"。

③ 气滞血瘀：因于情志所伤，忧思恼怒，气机不利，久则气滞血瘀，瘀阻于心系脉络则发心痛。正如《灵枢·口问篇》有"忧思则心系急，心系急则气道约，约则不利"。《灵枢·经脉》又曰"心系实则心痛"。

④ 饮食不节：恣食肥甘厚味，生冷或嗜酒成癖，日久损伤脾胃，运化失常，聚湿生痰，上犯心

胸清旷之区，清阳不展，气机不畅，心脉闭阻，发
为心痛。

⑤ 寒邪内侵：素体阳虚，或心阳不足者，复感
寒邪，则阴寒之邪乘虚而入，寒凝胸中，胸阳失展，
心脉痹阻，发为心痛。正如《类证治裁·胸痹》有
"胸痹胸中阳微不运，久则阴乘阳位，而为痹结也"。
又如《医门法律·中寒门》有"胸痹心痛，然总因
阳虚，故阴得乘之"。

心痛病位在心，病性为本虚标实，本虚为心气
虚，心阳不足，阴血亏虚；标实为血瘀、痰浊、寒
凝气滞。

【操作】用力摩擦手掌，搓揉手掌心至温热、摩
手掌中心线、重点揉按心反射区。若为虚证加脾、
肾反射区；若为实证加按揉胸（乳房）、胸腔呼吸器
官反射区。

第 4 章

【加减】

①虚证

a. 心气亏虚

临床表现：心前区隐痛，气短乏力，神疲自汗，舌淡苔白，脉细弱。

b. 心阴不足

临床表现：胸痛隐隐，眩晕耳鸣，潮热盗汗，舌红少苔，脉细数。

c. 心阳不振

临床表现：心胸闷痛，形寒心悸，面白肢冷，舌淡苔白，脉沉迟或微细。

加按揉脾、肾反射区各 3～5 分钟。

②实证

a. 痰浊闭阻

临床表现：心胸闷痛，头身困重，纳呆，痰多体胖，苔腻，脉滑。

b. 心血瘀阻

临床表现：心胸刺痛，入夜痛重，心悸怔忡，舌暗有瘀斑，脉细涩。

c. 寒凝气滞

临床表现：心胸冷痛，得寒加剧，四肢厥冷，畏寒，舌淡，苔白，脉沉迟。

加按揉胸（乳房）、胸腔呼吸器官反射区各 3～5 分钟。

❀ **慢性胃炎**（图 4-47 至图 4-57）

中医根据慢性胃炎的临床表现，将其归属于中医学"胃痞""胃脘痛"范畴，若兼"反酸"和"嘈杂"等症，则可参照相应病证辨证。其主要临床表现为食欲减退、上腹部不适和隐痛、嗳气、泛酸、恶心、呕吐等。病程缓慢，反复发作而难愈。

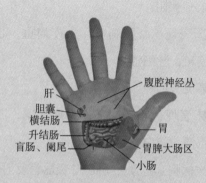

▲ 图 4-47　慢性胃炎常用手部反射区（一）

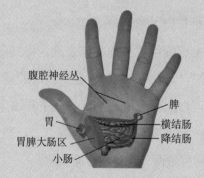

▲ 图 4-48　慢性胃炎常用手部反射区（二）

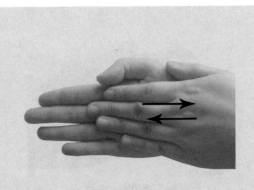

▲ 图 4-49　用力摩擦手掌，搓揉手掌心至温热

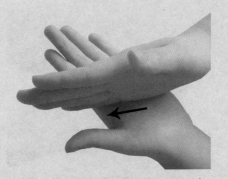

▲ 图 4-50　推按手掌中心线 30～50 次

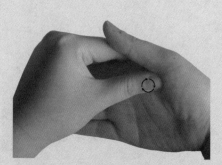

▲ 图 4-51　按压胃反射区 30～50 次

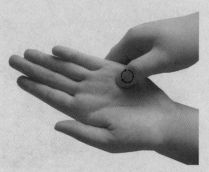

▲ 图 4-52　按压脾反射区 30～50 次

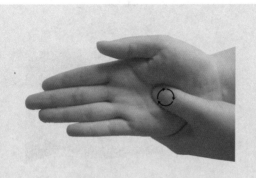

▲ 图 4-53　按压肠反射区 30～50 次

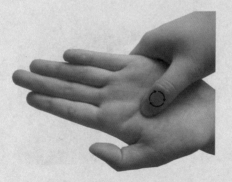

▲ 图 4-54　按揉腹腔神经丛反射区 30～50 次

第4章

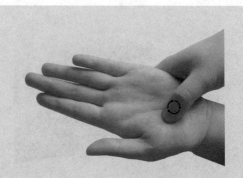

▲ 图 4-55 按揉胃脾大肠反射区

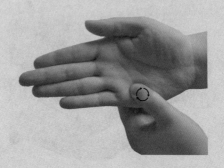

▲ 图 4-56 按揉肝反射区

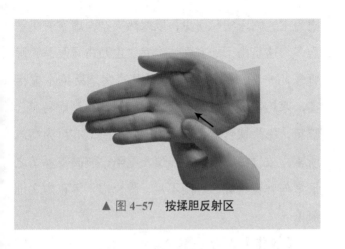

▲ 图 4-57　**按揉胆反射区**

中医认为慢性胃炎的病因较复杂，其病位皆在胃脘以下，始则与脾胃有关，继而损及肝、肾。病因病机，多由于机体的脾胃素虚，加之内外之邪乘而袭之，主要有饮食所伤、七情失和、痰湿中阻，则蕴湿生热，湿热内聚，致使气机阻滞，又为痰浊之源，脾虚日久，则成脾胃寒湿。故病邪有寒热之辨，病机有虚实之分，实痞以邪实为主，虚痞以正虚为主，临床实际所见，以寒热夹杂，虚实兼见者为多。这是由于一方面，本病之生乃由胃及脾，脾胃一阴一阳，喜恶相反，脾胃同病，易见本虚标实，寒热错杂；另一方面，则因脾胃乃易虚易实之脏腑，每为饮食所伤，或为六淫所感，亦可为情志所累，故气滞、血瘀、热蕴、湿阻、痰凝等邪实之证常与脾胃气虚、胃阴不足、脾胃虚寒等正虚之证兼见。

【操作】摩擦手掌至掌心温热；推按手掌中心线；按胃、脾、肠、腹腔神经丛反射区。脾胃虚弱加胃脾大肠反射区；肝胃不和加肝、胆反射区。

【加减】

① 脾胃虚弱

临床表现：胃脘隐痛，食后腹胀，恶心纳少，舌淡苔白，脉细弱。

加按揉胃脾大肠反射区 30～50 次。

② 肝胃不和

临床表现：胃脘胀满，痛连两胁，嗳气，泛酸，每因烦恼郁怒而发作疼痛，苔多薄白，脉弦。

加按揉肝、胆反射区各 30～50 次。

❀ 呃逆（图 4-58 至图 4-65）

医学上称打嗝为"呃逆"。呃逆是因为横膈膜痉挛收缩而引起的。其病因病机为寒邪、胃火、食滞、气郁导致胃失和降，胃气上逆动膈；或因胃阴亏虚，下元虚寒致胃气衰败，清气不升，浊气不降，气逆动膈而发生呃逆。

【操作】按揉横膈膜、腹腔神经丛、肺、胃脾大肠反射区。实证加胸腔呼吸器官反射区；虚证加胃反射区。

第 4 章

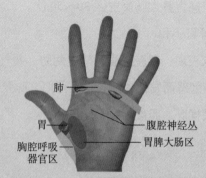

肺
胃
胸腔呼吸
器官区
腹腔神经丛
胃脾大肠区

▲ 图 4-58 呃逆常用手部反射区（一）

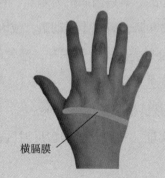

横膈膜

▲ 图 4-59 呃逆常用手部反射区（二）

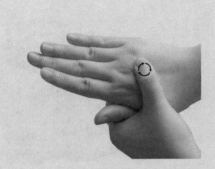

▲ 图 4-60　按揉横膈膜反射区 30～50 次

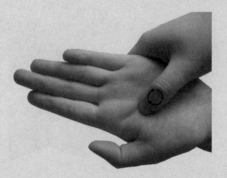

▲ 图 4-61　按揉腹腔神经丛反射区 30～50 次

第4章

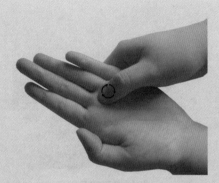

▲ 图 4-62　按揉肺反射区 30~50 次

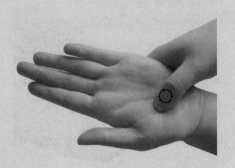

▲ 图 4-63　按揉胃脾大肠反射区 30~50 次

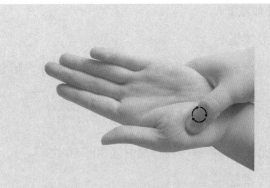

▲ 图 4-64　按揉胸腔呼吸器官反射区

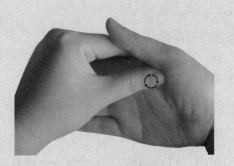

▲ 图 4-65　按摩胃反射区

第4章

【加减】

① 实证

临床表现：呃声响亮有力，连续发作，形体壮实，胸脘满闷，烦渴，尿黄便结，苔黄腻，脉滑实。

加按揉胸腔呼吸器官反射区 30～50 次。

② 虚证

临床表现：呃声低微断续，面色少华，手足不温，舌淡，脉沉细。

加按摩胃反射区 30～50 次。

❀ 呕吐（图 4-66 至图 4-77）

中医学认为，有声有物为"呕"，有物无声为"吐"，有声无物为"干呕"。在临床上，呕与吐常常同时出现，故统称"呕吐"。无论男女老幼皆可发生，是临床常见多发病。本病以呕吐为主症。病有急、慢性之分；症有寒热虚实之辨。病情复杂，兼证颇多。如呕吐清水痰涎，口干渴、四肢厥冷，为寒吐；呕吐热臭或酸苦之味，或嗳气、喜冷饮、口渴、小便短赤为热吐。急性多突然呕吐，多实；慢性多时吐时止，反复发作，多虚。

本病主要是胃失和降，胃气上逆所致。此多因胃脏被外邪所伤；或痰饮内阻，肝气犯胃；或因饮食不节，食滞伤胃；或脾胃虚弱，胃阳不足所致。

【操作】推按手掌中心线、按压胃、脾、肠、腹腔神经丛反射区；肝气犯胃加肝、胆、胸腔呼吸器官反射区；若为虚证，用力摩擦手掌，搓揉手掌心至温热、并按揉胃脾大肠反射区。

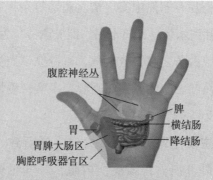

腹腔神经丛

脾

胃

横结肠

胃脾大肠区

降结肠

胸腔呼吸器官区

▲ 图 4-66 呕吐常用手部反射区（一）

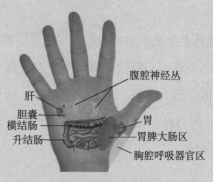

肝

胆囊

横结肠

升结肠

腹腔神经丛

胃

胃脾大肠区

胸腔呼吸器官区

▲ 图 4-67 呕吐常用手部反射区（二）

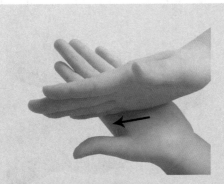

▲ 图 4-68　推按手掌中心线 30～50 次

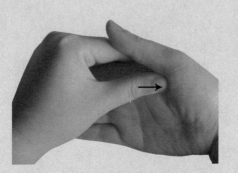

▲ 图 4-69　按压胃反射区 30～50 次

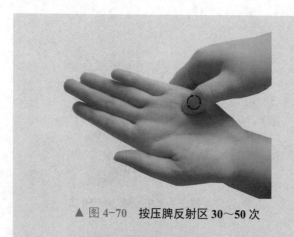

▲ 图 4-70　按压脾反射区 30～50 次

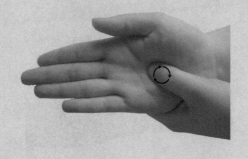

▲ 图 4-71　按揉肠反射区 30～50 次

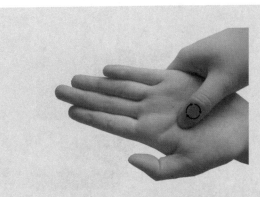

▲ 图 4-72 按揉腹腔神经丛反射区 30～50 次

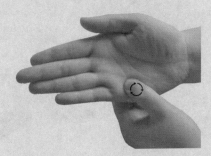

▲ 图 4-73 按揉肝反射区

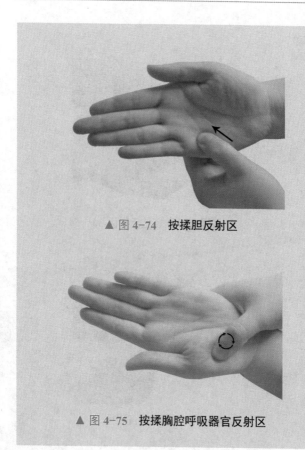

▲ 图 4-74　按揉胆反射区

▲ 图 4-75　按揉胸腔呼吸器官反射区

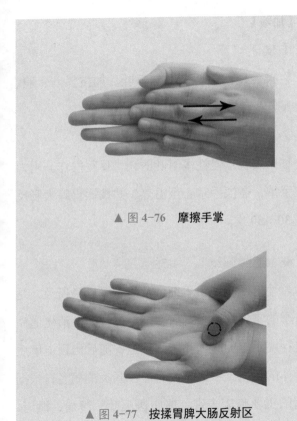

▲ 图 4-76 摩擦手掌

▲ 图 4-77 按揉胃脾大肠反射区

【加减】

① 实证

临床表现：急性多突然呕吐。加按揉肝、胆、胸腔呼吸器官反射区各 30～50 次。

② 虚证

临床表现：慢性多时吐时止，反复发作。用力摩擦手掌，搓揉手掌心至温热、并按揉胃脾大肠反射区 30～50 次。

❀ **急性胃肠炎**（图 4-78 至图 4-90）

急性胃肠炎多由于细菌及病毒等感染所致，是夏秋季的常见病、多发病。主要表现为上消化道病状及程度不等的腹泻和腹部不适，随后出现电解质和液体的丢失。中医学没有急性肠炎的病名，根据本病的主要临床表现，属中医呕吐、腹痛、泄泻、霍乱、脱证等病证范畴。病因病机为脾胃位于中焦，脾主运化水谷，转输津精，升举清气，胃主受纳水谷，其气主降，夏秋之际，病者贪凉或误食酸馊之物，致使脾胃受伤，升降失司，清浊相干，乱于胃肠而致上吐下泻发为本病。

① 感受时邪：夏秋之际暑湿蒸腾，若调摄失宜，感受暑湿秽浊之气，或因贪凉露宿，寒湿入侵，寒邪秽气，郁遏中焦，使脾胃受损，升降失司，清浊相干，发为本病。

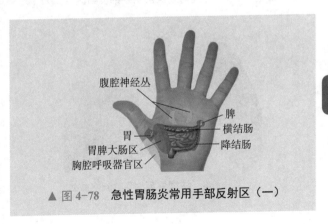

腹腔神经丛
脾
横结肠
胃
降结肠
胃脾大肠区
胸腔呼吸器官区

▲ 图4-78　急性胃肠炎常用手部反射区（一）

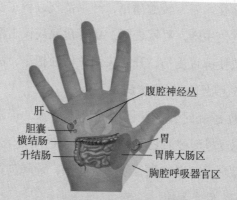

肝
胆囊
横结肠
升结肠
腹腔神经丛
胃
胃脾大肠区
胸腔呼吸器官区

▲ 图 4-79　急性胃肠炎常用手部反射区（二）

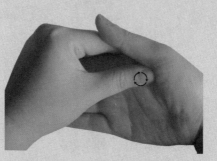

▲ 图 4-80　按揉胃反射区 30～50 次

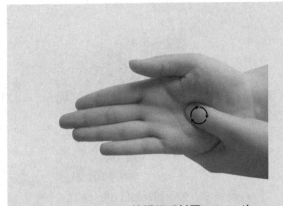

▲ 图 4-81　按揉肠反射区 30～50 次

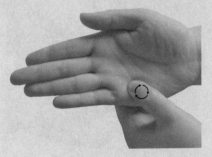

▲ 图 4-82　按揉肝反射区 30～50 次

第4章

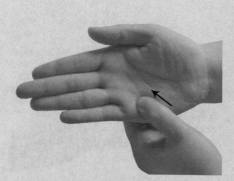

▲ 图 4-83　按压胆反射区 30～50 次

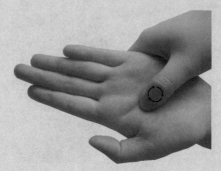

▲ 图 4-84　按揉腹腔神经丛反射区 30～50 次

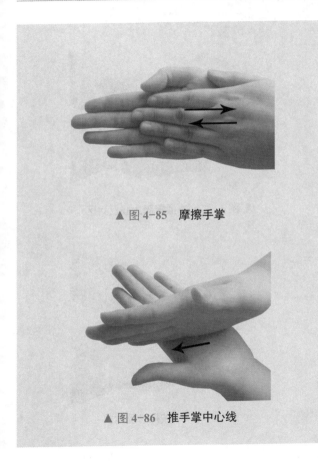

▲ 图 4-85　摩擦手掌

▲ 图 4-86　推手掌中心线

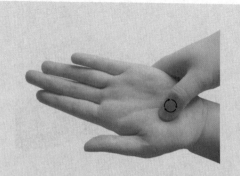

▲ 图 4-87　按揉胃脾大肠反射区

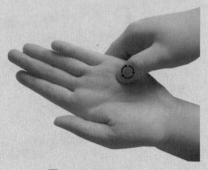

▲ 图 4-88　按揉脾反射区

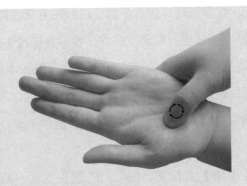

▲ 图 4-89 按揉胃脾大肠反射区

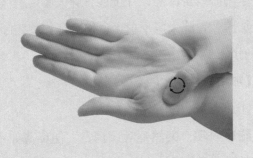

▲ 图 4-90 按揉胸腔呼吸器官反射区

② 饮食不节：饮食不洁误进酸馊变质之物或贪凉饮冷，恣食生冷瓜果、暴饮暴食，直接损伤脾胃，导致清气不升，浊气不降，吐泻交作，发为本病。

③ 脾胃虚弱：素体脾胃虚弱，腐熟运化水谷不力，稍有饮食不慎，即水谷停滞、清浊不分，发为本病。

【操作】点揉胃、肠、肝、胆反射区、腹腔神经丛反射区。寒湿证则用力摩擦手掌，搓揉手掌心、推手掌中心线至温热，并按揉胃脾大肠反射区；湿热证加脾、胃脾大肠反射区；伤食证加胸腔呼吸器官反射区。

【加减】

① 寒湿证

临床表现：突然呕吐腹泻，大便稀薄如水样，腹痛肠鸣，苔白腻，脉濡缓。

用力摩擦手掌，搓揉手掌心、推手掌中心线至温热，并按揉胃脾大肠反射区 30～50 次。

② 湿热证

临床表现：呕吐较剧，腹痛泄泻，粪色黄褐，气味臭秽，肛门灼热，苔黄腻，脉濡数。

加按揉脾、胃脾大肠反射区各 30～50 次。

③ 伤食证

临床表现：呕吐酸腐，肚腹胀痛，大便溏泻，臭如败卵，苔厚腻，脉滑。

加按揉胸腔呼吸器官反射区 30～50 次。

❀ 便秘（图 4-91 至图 4-102）

便秘是临床常见的一种症状，虽然不是一种病，但严重影响生活质量。正常人每日排便 1 次，但每周排便 3～4 次，排出成形粪便，排便时无须过分用力量，便后有舒适感，也属正常排便。便秘是指排便困难，或排便时间间隔延长。

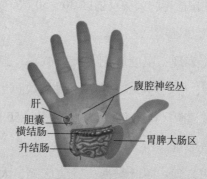

▲ 图 4-91　便秘常用手部反射区（一）

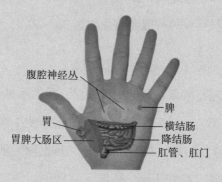

▲ 图 4-92　便秘常用手部反射区（二）

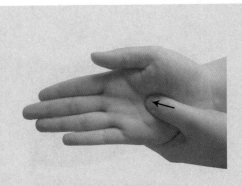

▲ 图 4-93　摩推肠反射区 30～50 次

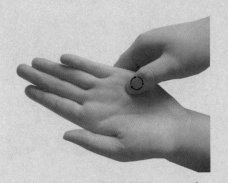

▲ 图 4-94　按摩脾反射区 30～50 次

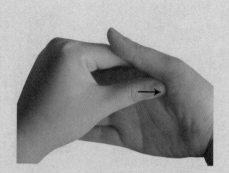

▲ 图 4-95　按摩胃反射区 **30～50** 次

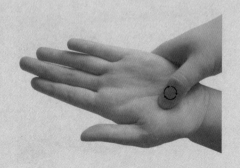

▲ 图 4-96　摩推胃脾大肠反射区 **30～50** 次

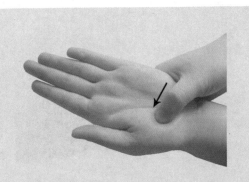

▲ 图 4-97　摩推肛门反射区 30～50 次

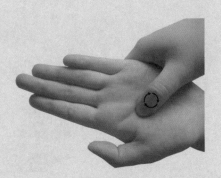

▲ 图 4-98　按揉腹腔神经丛反射区 30～50 次

第4章

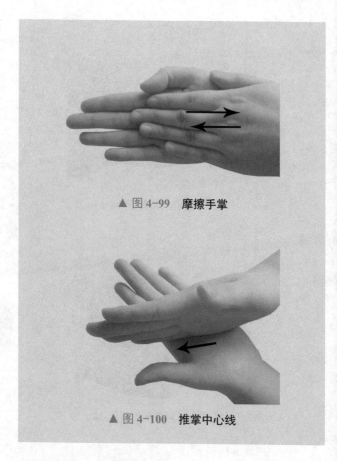

▲ 图 4-99 摩擦手掌

▲ 图 4-100 推掌中心线

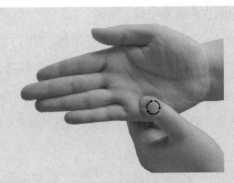

▲ 图 4-101　按揉肝反射区

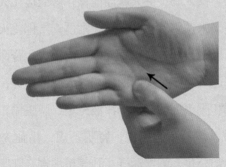

▲ 图 4-102　按揉胆反射区

第4章

中医古典医籍中有"实秘""虚秘""气秘""风秘""痰秘""冷秘""热秘""三焦秘""幽门秘""直肠结""脾约"之称，又称大便难、大便不通、大便秘涩。明张景岳承张仲景之说，将便秘依有火、无火而分为"阳结""阴结"两类，对指导临床有积极意义。

中医认为便秘的病位在大肠，系大肠传导功能失常所致，但与肺、肝、脾、肾关系密切。肺燥热移于大肠，使大肠传导失职而便秘；脾虚运化失常，糟粕内停，大便难行；肝气不疏则郁，气郁化火，火邪伤津，肠道失润；肾精亏耗则肠津涩少，肾命火衰可使阴寒凝结、传导失职而便秘。大肠的传导，须赖津液濡润和阳气推动。胃腑津液充足，脾脏输布津液功能正常，津液下润肠道，肾阴不虚，精血充则津液足、肾阳充足、阳气运行。肺气正常宣降则肠腑气血通。若气机失调，津液不足，则传导失常，腑气不通，而形成便秘。其病因病机主要有以下 4 个方面。

① 热盛伤津：热盛津亏液耗，肠道失润，大便燥结为热秘。

② 气机郁滞：忧思过度，或久卧久坐少动，或因外伤损及肠胃，致气机郁滞，通降失调，传导失职，糟粕停滞而为气秘。

③ 气血亏虚：年老精血虚少，或产后失血过多，或病后气血未复，或房室劳倦、损伤气血阴精、血虚津亏则肠道失润、气虚则推动无力，均可造成便秘。

④ 阴寒凝结：常食生冷、过用苦寒，伐伤阳气；年老及病后阳气衰弱、脾肾阳虚、命门火衰，温煦无权，引起阴寒内盛、阳气不通、津液不润、糟粕不行而成冷秘之证。

【操作】按摩肠、脾、胃、胃脾大肠区、肛门，按揉腹腔神经丛反射区。虚证可配用力摩擦手掌和掌中心线，搓揉手掌心至温热；实证可配用肝、胆反射区。

【加减】

① 虚证

临床表现：大便秘结，头晕目眩，神疲乏力，食欲不振，排便时努挣乏力，舌淡苔薄，脉细。

用力摩擦手掌和掌中心线，搓揉手掌心至温热。

② 实证

临床表现：大便秘结，艰涩难下，腹胀而痛，伴头痛恶心，小便黄赤，苔黄，脉实。

加按揉肝、胆反射区各 30～50 次。

❀ 腰肌劳损（图 4-103 至图 4-109）

本病在中医学中属"腰痛"范畴。病因病机为寒湿外袭，阻滞腰络；或跌打损伤，气血瘀滞；或肾精亏虚，腰府失养。

【操作】按揉腰椎。寒湿型加肾反射区；瘀血型加肝反射区；肾虚型加肾反射区、肾上腺反射区。

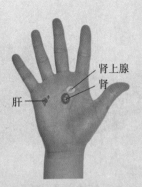

肾上腺

肾

肝

▲ 图 4-103　腰肌劳损常用手部反射区（一）

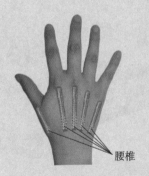

腰椎

▲ 图 4-104　腰肌劳损常用手部反射区（二）

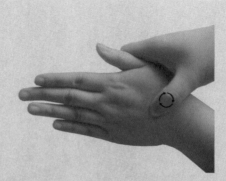

▲ 图 4-105　按揉腰椎反射区 30～50 次

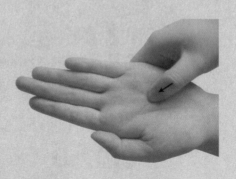

▲ 图 4-106　按揉肾反射区

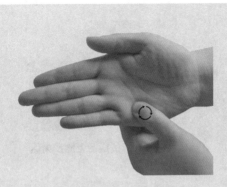

▲ 图 4-107 按揉肝反射区

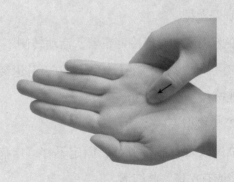

▲ 图 4-108 按揉肾反射区

第4章

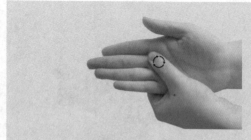

▲ 图 4-109　按揉肾上腺反射区

【加减】

① 寒湿型

临床表现：腰部冷痛重着，活动转侧不利，阴雨天加重，休息后不缓解，舌苔白腻，脉迟缓。

加按揉肾反射区 30~50 次。

② 瘀血型

临床表现：腰部刺痛，固定不移，疼痛拒按，舌紫暗或有瘀斑，脉细涩。

加按揉肝反射区 30~50 次。

③ 肾虚型

临床表现：腰部酸痛，绵绵不止，喜按喜揉，腰膝无力，劳累痛重，休息缓解，苔白，脉沉细。

加按揉肾、肾上腺反射区各 30～50 次。

❀ **男性性功能障碍**（图 4-110 至图 4-117）

男性性功能障碍是指男性在性欲、阴茎勃起、性交、性高潮、射精等性活动的五个阶段中，其中某个阶段或几个阶段或整个阶段发生异常而影响性活动正常进行，最多见的男性性功能障碍是阴茎勃起和射精异常。本病属中医学中"遗精""阳痿""早泄"范畴。其病因病机为劳神过度，耗伤心肾，阴虚火旺或忧愁思虑，损伤心脾。

【操作】用力摩擦手掌，搓揉手掌心至温热，持续按揉肾、肾上腺、生殖腺反射区。阴虚火旺加膀胱反射区；心脾两虚型可配心、脾反射区。

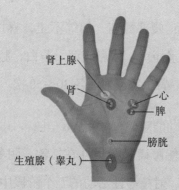

肾上腺

肾

心

脾

膀胱

生殖腺（睾丸）

▲ 图 4-110　男性性功能障碍常用手部反射区

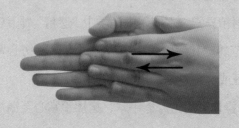

▲ 图 4-111　用力摩擦手掌，搓揉手掌心至温热

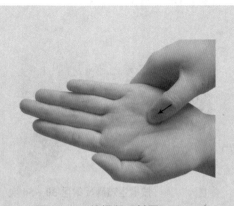

▲ 图 4-112　按揉肾反射区 30～50 次

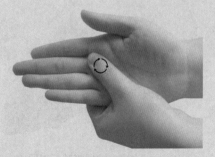

▲ 图 4-113　按揉肾上腺反射区 30～50 次

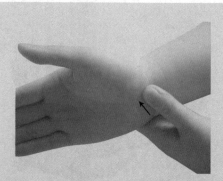

▲ 图 4-114　按揉生殖腺反射区 30～50 次

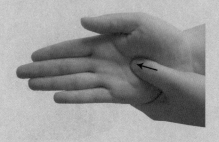

▲ 图 4-115　按揉膀胱反射区

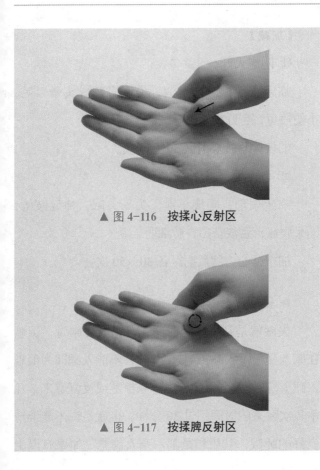

▲ 图 4-116　按揉心反射区

▲ 图 4-117　按揉脾反射区

第4章

【加减】

① 阴虚火旺

临床表现：遗精早泄，失眠多梦，头晕目眩，小便短黄，舌红少苔，脉细数；

加按揉膀胱反射区 30～50 次。

② 心脾两虚

临床表现：阳痿早泄，头晕失眠，神疲肢倦，纳呆腹胀，舌淡苔白，脉细弱。

加按揉心、脾反射区各 30～50 次。

❀ **失眠**（图 4-118 至图 4-130）

失眠就是到了睡觉时间，自己很想睡觉，但躺在床上又很难入睡（超过 30 分钟不能入睡即为很难入睡），即使勉强入睡，也容易惊醒或反复醒来，几乎每次醒来的时间超过 30 分钟，也就是说不能维持良好的睡眠，其质和量都不令人满意。如果有以上表现，而且每天早晨起床后觉得身体疲乏、头脑不清醒、头疼、头晕等，并持续时间较长，影响了正常的生活和工作，就可以称之为失眠。

【操作】搓热双手，用力推擦掌心；按揉大脑、额窦反射区。心脾两虚加心、脾反射区；若胃气不和加胃、肠反射区；阴虚火旺和肝肾阴亏加肝、肾反射区；心胆气虚加心、胆反射区。

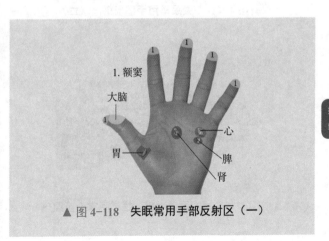

1.额窦
大脑
胃
心
脾
肾

▲ 图 4-118　失眠常用手部反射区（一）

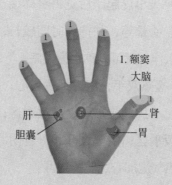

▲ 图 4-119　失眠常用手部反射区（二）

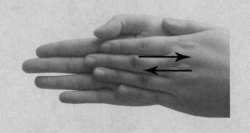

▲ 图 4-120　用力摩擦手掌，搓揉手掌心至温热

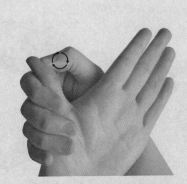

▲ 图 4-121　按揉大脑反射区 30～50 次

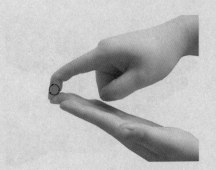

▲ 图 4-122　按揉额窦反射区 30～50 次

第4章

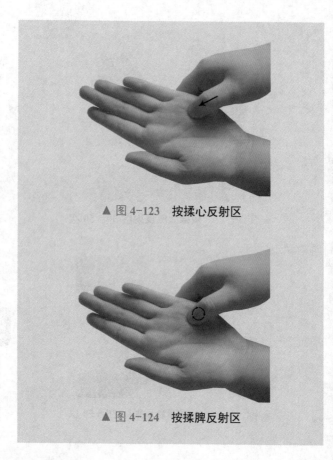

▲ 图 4-123 按揉心反射区

▲ 图 4-124 按揉脾反射区

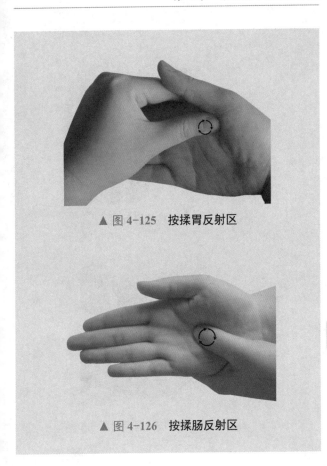

▲ 图 4-125　按揉胃反射区

▲ 图 4-126　按揉肠反射区

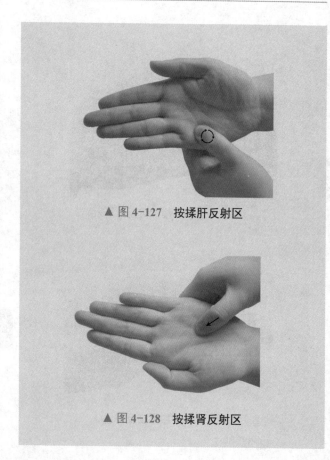

▲ 图 4-127　按揉肝反射区

▲ 图 4-128　按揉肾反射区

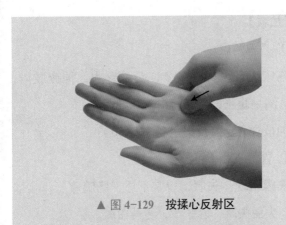

▲ 图 4-129　按揉心反射区

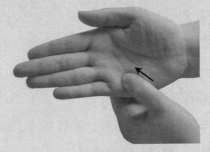

▲ 图 4-130　按揉胆反射区

【加减】

① 心脾两虚

临床表现：失眠多梦，头晕乏力，神疲肢倦，心悸，纳呆腹胀，舌淡苔白，脉细弱。

加按揉心、脾反射区各 30～50 次。

② 胃气不和

临床表现：失眠，胃脘不适，肠鸣腹胀，食欲减退，大便失调，脉弦滑，舌苔白腻。

加按揉胃、肠反射区各 30～50 次。

③ 阴虚火旺

临床表现：失眠多梦，头晕目眩，小便短黄，舌红少苔，脉细数。

④ 肝肾阴亏

临床表现：失眠多梦，头晕头痛，耳鸣目眩，舌红或苔腻，脉弦细数或弦滑。

加按揉肝、肾反射区各 30～50 次。

⑤ 心胆气虚

临床表现：惊悸失眠，夜多噩梦，时易惊醒，惧闻响声，触事易惊，善太息，神疲乏力，舌淡脉弦细。

加按揉心、胆反射区各 30～50 次。

❀ 消渴（糖尿病）（图 4-131 至图 4-138）

根据本病多饮、多食、多尿、消瘦的临床特点，属于中医学"消渴"的范畴。在世界医学史中，中医学对本病的认识最早，并详细记载了糖尿病的症状，并发症及治疗方法。其病因主要有以下 3 点。

① 饮食不节：过食肥甘、醇酒厚味，损伤脾胃，脾失健运，酿成内热，消谷耗精，发为消渴。

② 情志不调：五志过极，郁而化火，消灼津液，引发消渴。

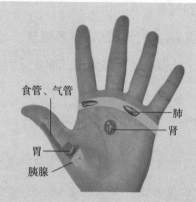

食管、气管

肺

肾

胃

胰腺

▲ 图 4-131　消渴常用手部反射区

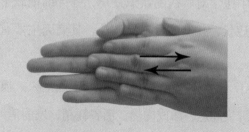

▲ 图 4-132　用力摩擦手掌，搓揉手掌心至温热

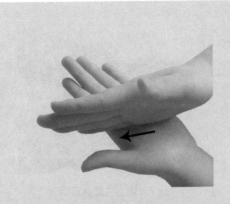

▲ 图 4-133　用力擦按手掌正中线 30～50 次

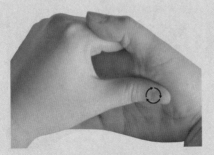

▲ 图 4-134　按揉胰腺反射区 30～50 次

第 4 章

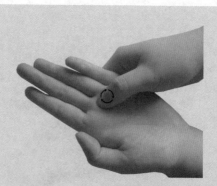

▲ 图 4-135　按揉肺反射区

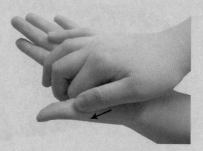

▲ 图 4-136　按揉食道反射区

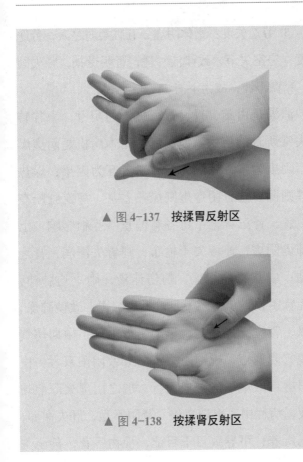

▲ 图 4-137　按揉胃反射区

▲ 图 4-138　按揉肾反射区

③ 劳逸失度：素体阴虚、五脏柔弱之人，劳逸失度，房室失节，致津液亏耗，肾阴受损，肾失固摄，精微下注，故为下消。

消渴是由肺、胃、肾三脏热灼阴亏，水谷转输失常所致的疾病。消渴病的基本病机是阴虚燥热，阴虚为本，燥热为标，二者互为因果，燥热愈甚则阴愈虚，阴愈虚则燥热愈甚。病变脏腑在肺、脾、肾三者之中可各有偏重，互相影响。上焦肺燥阴虚，津液失于输布，则胃失濡润，肾乏滋助；中焦胃热炽盛，灼伤津液，则上灼肺津，下耗肾阴；下焦肾阴不足，上炎肺胃，致使肺燥、胃热、肾虚三焦同病。早期阴虚火旺，中期伤气出现气阴两虚，晚期阴损及阳导致阴阳双亏。由于阳虚或气虚不能帅血而行，加之阴虚火旺煎灼津液，病程中可出现血瘀。肾阴不足，肝失濡养，目无所养，可导致目干目涩，视物昏花，甚至失明。营阴被灼，内结郁热，发为疮疖、痈疽。阴虚燥热，炼液成痰，痰阻经络或蒙蔽心窍而为中风偏瘫。肾阴不足，阴损及阳，脾肾阳衰，水湿泛滥，成为水肿。阴液极度耗损，导致阴竭阳亡，而见神志不清，皮肤干燥，四肢厥冷，脉微细欲绝等危候。临床上以口渴多饮为主者为"上消"，以消谷善饥为主者为"中消"，以小便频数、尿量增多、腰酸疼痛为主者为"下消"。

【操作】双手摩擦生热后，用力按擦手掌正中线，反复进行，持续点按胰腺区。上消加肺反射区；中消加食道、胃反射区；下消加肾反射区。

【加减】

①上消（肺热津伤）

临床表现：烦渴多饮，口干舌燥，尿频量多，舌边尖红，苔薄黄，脉红数。

加按揉肺反射区30～50次。

第 4 章

② 中消（胃热炽盛）

临床表现：多食易饥，身体消瘦，大便干燥，苔黄，脉滑实有力。

加按揉食道、胃反射区各30～50次。

③ 下消

a. 肾阴亏虚

临床表现：尿频量多，浑浊如脂膏，或尿甜，口干唇燥，舌红，脉沉细数。

b. 阴阳两虚

临床表现：小便频数，浑浊如膏，甚至饮一溲一，面色黧黑，耳轮干焦，腰膝酸软，形寒畏冷，阳痿不举，舌淡苔白，脉沉细无力。

加按揉肾反射区30～50次。

● 眩晕（图4-139至图4-150）

眩晕是眩和晕两种症状的总称。眩即目眩，

眼前昏花缭乱；晕为头晕，谓头部运转不定的感觉。两者可以单独出现，也可以同时兼见，两者兼见者，乃称眩晕。《证治汇补》卷四说："眩者，言视物皆黑；晕者，言视物皆转，二者兼有，方曰眩晕。"眩晕又称眩运、眩冒、旋晕、头旋等。

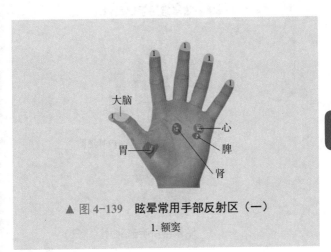

▲ 图 4-139　**眩晕常用手部反射区（一）**
1. 额窦

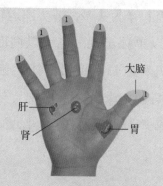

▲ 图 4-140　眩晕常用手部反射区（二）

1. 额窦

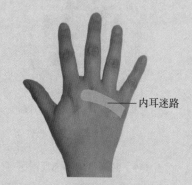

▲ 图 4-141　眩晕常用手部反射区（三）

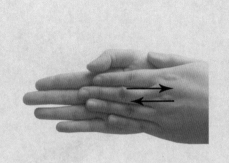

▲ 图 4-142 用力摩擦手掌，搓揉手掌心至温热

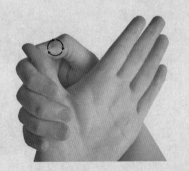

▲ 图 4-143 按揉大脑反射区 30～50 次

第4章

173

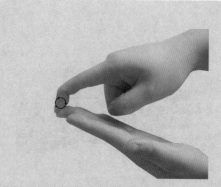

▲ 图 4-144　按揉额窦反射区 30～50 次

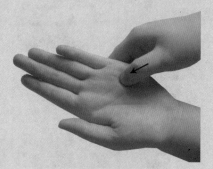

▲ 图 4-145　按揉心反射区

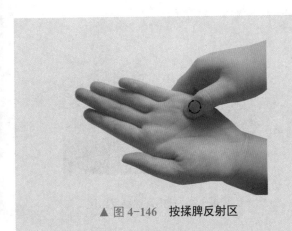

▲ 图 4-146　按揉脾反射区

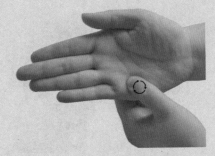

▲ 图 4-147　按揉肝反射区

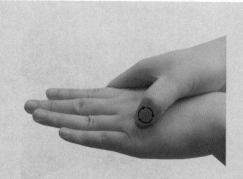

▲ 图 4-148　按内耳迷路反射区

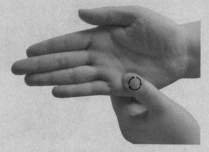

▲ 图 4-149　按揉肝反射区

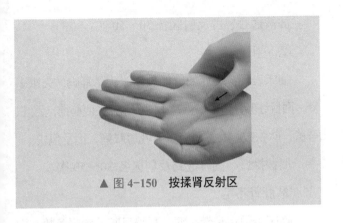

▲ 图 4-150　按揉肾反射区

【操作】用力摩擦手掌，搓揉手掌心至温热；按揉大脑、额窦、内耳迷路反射区。心脾两虚加心、脾反射区；肝阳上扰加肝、内耳迷路反射区；肝肾不足加肝、肾反射区。

【加减】

① 心脾两虚

临床表现：头晕乏力，失眠多梦，神疲肢倦，心悸，纳呆腹胀，舌淡苔白，脉细弱。

加按揉心、脾反射区各 30～50 次。

② 肝阳上扰

临床表现：头痛如劈如裂，伴头晕耳鸣，失眠多梦，面目红赤，口干口苦，小便黄赤，大便秘结，舌红、苔黄，脉弦数。女性患者多有乳房胀痛、扪及包块。

加按揉肝、内耳迷路反射区各 30～50 次。

③ 肝肾不足

临床表现：头晕头痛，耳鸣目眩，失眠多梦，面色无华，口唇淡白，舌红或少苔，脉弦细数或弦滑。

加按揉肝、肾反射区各 30～50 次。

❀ 中风（脑血管病）（图 4-151 至图 4-162）

中风是指猝然昏仆、不省人事伴半身不遂、口眼歪斜、言语不利；或不经昏仆而以半身不遂为主症的一种疾病。中风后遗症是中风经抢救后留有的半身不遂、言语不利、口眼㖞斜等后遗症。

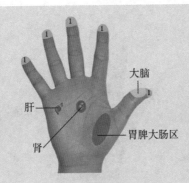

▲ 图 4-151　**中风常用手部反射区（一）**

1. 额窦

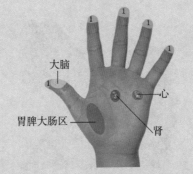

▲ 图 4-152　**中风常用手部反射区（二）**

1. 额窦

第
4
章

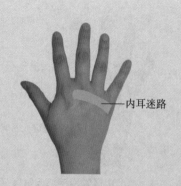

———内耳迷路

▲ 图 4-153　中风常用手部反射区（三）

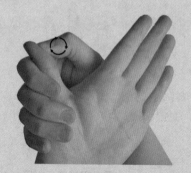

▲ 图 4-154　按揉大脑反射区 30～50 次

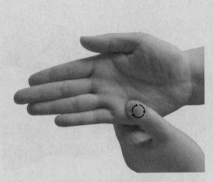

▲ 图 4-155　按揉肝反射区 30～50 次

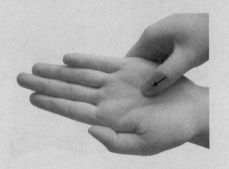

▲ 图 4-156　按揉肾反射区 30～50 次

第4章

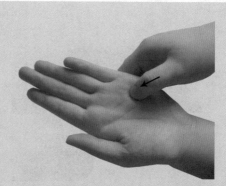

▲ 图 4-157　按揉心反射区 30～50 次

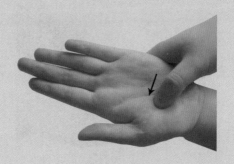

▲ 图 4-158　按揉胃脾大肠反射区 30～50 次

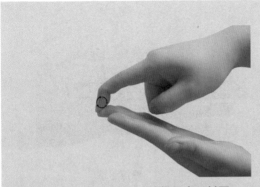

▲ 图 4-159　按揉额窦反射区

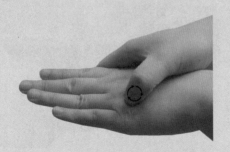

▲ 图 4-160　按揉内耳迷路反射区

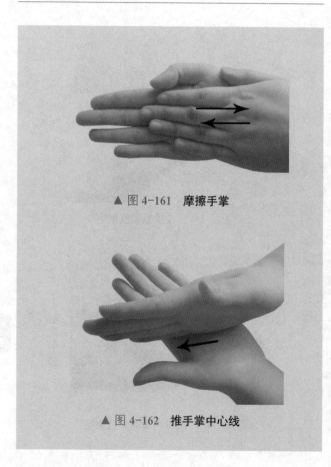

▲ 图 4-161　摩擦手掌

▲ 图 4-162　推手掌中心线

在临床上引起中风的原因很多，主要在于患者平素气血亏虚，心肝肾三脏阴阳失调，加之忧思恼怒，饮酒饱餐，劳累过度，外邪侵袭等诱因，导致气血运行受阻，肌肤筋脉失于濡养；或阴亏于下，肝阳暴涨，阳化风动，血随气逆，挟痰挟火，横窜经络，蒙蔽清窍所致脏腑功能失调，阴阳逆乱。中风病可分为中风先兆、中经络、中脏腑。本病属于中风病的中经络（病位浅、病情轻）、中脏腑（病位深、病情重）。

【操作】持续点揉大脑、肝、肾、心、胃脾大肠反射区。若为中经络之络脉空虚，风邪如中，加额窦反射区；若为中经络之肝肾阴虚，风阳上扰，加内耳迷路反射区；若为中脏腑之后遗症，加用力摩擦手掌，搓揉手掌心、推手掌中心线至温热。若为中脏腑闭证、脱证均为重症，可重掐心、大脑反射区至症状减轻为止。

【加减】（中经络）

① 络脉空虚，风邪如中

临床表现：肌肤不仁，手足麻木，突然口眼歪斜，言语不利，口角流涎，甚则半身不遂，或兼见恶寒、发热、肢体拘急、关节酸痛等症。苔薄白，脉浮数。

加按揉额窦反射区 30～50 次。

② 肝肾阴虚，风阳上扰

临床表现：平素头晕头痛，耳鸣目眩，少寐多梦，突然发生口眼歪斜，舌强语謇，或手足重滞，甚则半身不遂等症。舌质红或苔腻，脉弦细数或弦滑。

加按揉内耳迷路反射区 30～50 次。

③ 后遗症

a. 半身不遂：气滞血瘀，脉络瘀阻宜补气活血，通经活络；肝阳上亢，脉络瘀阻宜平肝潜阳，息风通络。

b. 语言不利：风痰阻络宜祛风除痰，宣窍通络；肾虚精亏宜滋阴补肾利窍；肝阳上亢，痰邪阻窍宜平肝息风，化痰开窍。

c. 口眼㖞斜：宜息风、除痰、通络。

加用力摩擦手掌，搓揉手掌心、推手掌中心线至温热。

❀ 癫痫（图 4-163 至图 4-171）

中医痫证即指本病。但在《内经》称为"癫疾"，亦称"巅疾"，包括了精神异常的"癫狂"。《灵枢·癫狂》所云："癫疾始作，先反僵，因而脊痛。""癫疾始作而引口啼呼喘悸者"是指痫证发作时肌肉强直，发出畜类啼叫声，俗称"羊癫风"或"羊痫风"。至隋、唐以后，癫、狂、痫逐渐明确为三个不同的病证。《千金要方》首次提出"癫痫"的病名，并将证候归纳，计12条。因痫证初发年龄多为儿童，因而在儿科医著中论述颇多，且首先使用痫证之名，后世多数医家称癫痫为痫证，有别于癫狂之证。《杂病广要·痫》说："痫字从病，从间，以病间断而发，不若别证相连而病也。"

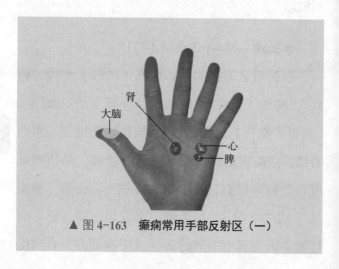

▲ 图4-163　癫痫常用手部反射区（一）

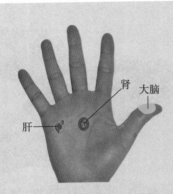

▲ 图 4-164　癫痫常用手部反射区（二）

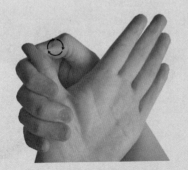

▲ 图 4-165　按揉大脑反射区 30～50 次

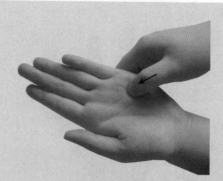

▲ 图 4-166　按揉心反射区 30～50 次

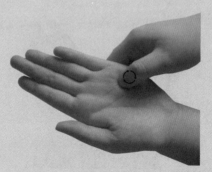

▲ 图 4-167　按揉脾反射区 30～50 次

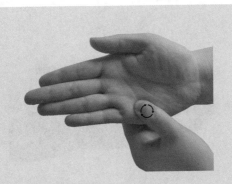

▲ 图 4-168 按揉肝反射区 30～50 次

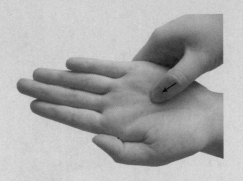

▲ 图 4-169 按揉肾反射区 30～50 次

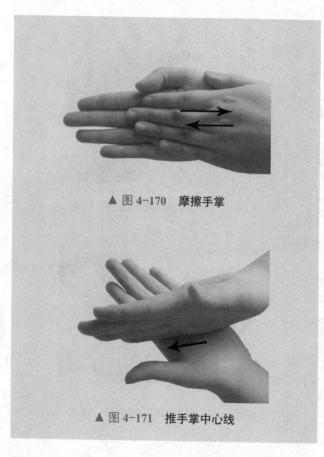

▲ 图 4-170　摩擦手掌

▲ 图 4-171　推手掌中心线

① 先天因素：若母体突受惊恐，一则导致气机逆乱，一则导致精伤而肾亏，所谓"恐则精却"，胎儿发育产生异常，出生后发生痫证。

② 七情失调：主要是突受大惊大恐，造成气机逆乱，正如《素问·举痛论》说："恐则气下，惊则气乱"。进而损伤脏腑，如肝肾受损，可生热动风；脾胃受损则痰浊内聚，一遇诱因，风火痰热上窜脑神，蒙蔽清窍，是以痫证作矣。

③ 脑部外伤：外伤之后，神志逆乱，气血瘀阻，络脉不和，发为痫证。

④ 外邪、内伤致痫：外感时疫瘟毒，或虫积脑络，均可直接损伤脑窍发为痫证。饮食不节，劳累过度，或患病之后，均可造成脏腑虚损，功能失调，如脾失健运，痰浊内生；肾阴亏损，水不涵木；风阳夹痰，上巅犯脑，致成痫证。

综上所述，痫证多由惊恐伤肾，先天禀赋不

足，或跌仆撞击，瘀阻脑络，或食积伤脾，痰浊内生，一旦肝失条达，气机逆乱，阳升风动，触及宿痰，乘势上逆，蒙蔽清窍，即致癫痫发作。因而痫证与肾、脾、肝三脏关系最为密切，病机转化与风、痰、瘀有关，尤以痰邪作祟最为重要。若痫证久发不愈，必致脏腑愈虚，痰浊愈结愈深，而成顽痰；痰浊不除，则痫证复作，痰浊需由逆乱之气上引巅顶，引发癫痫，气聚也易散，散则诸症缓解，假若逆气不散，则可导致癫痫持续状态。

【操作】持续点揉大脑、心、脾、肝、肾反射区。实证可重掐心、肝、大脑反射区至症状减轻为止；虚证加用力摩擦手掌，搓揉手掌心、推手掌中心线至温热。

【加减】

① 实证

临床表现：病程短，发作时突然昏倒不省人事，手足抽搐，两目上视，牙关紧闭，角弓反张，苔白腻，脉弦滑。

可重掐心、肝、大脑反射区至症状减轻为止。

② 虚证

临床表现：病程长，多为发作日久，抽搐强度减弱，神疲乏力，头晕目眩，腰膝酸软，食少痰多，舌淡脉弱。

加用力摩擦手掌，搓揉手掌心、推手掌中心线至温热。

🌸 类风湿关节炎（图 4-172 至图 4-180）

类风湿关节炎是一种以关节滑膜炎为特征的慢性全身性自身免疫性疾病。滑膜炎持久反复发作，可导致关节内软骨和骨的破坏，关节功能障碍，甚至残疾。该病好发于手、腕、足等小关节，反复发作，呈对称分布。早期有关节红肿热痛和功能障碍，晚期关节可出现不同程度的僵硬畸形，并伴有骨和骨骼肌的萎缩，极易致残。本病在中医学中属于"痹证"范畴。病因病机为风寒湿侵袭人体，久则痰浊内生，痰湿痹阻。

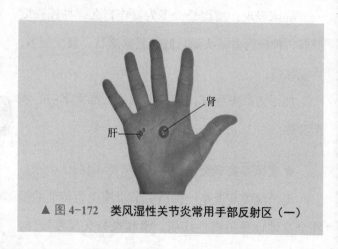

▲ 图 4-172　类风湿性关节炎常用手部反射区（一）

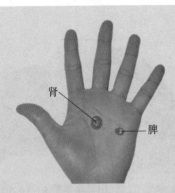

肾

脾

▲ 图 4-173　类风湿性关节炎常用手部反射区（二）

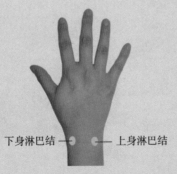

下身淋巴结 ——　　—— 上身淋巴结

▲ 图 4-174　类风湿性关节炎常用手部反射区（三）

第 4 章

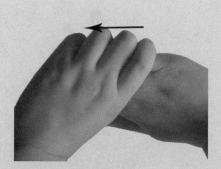

▲ 图 4-175　拔伸指关节 5～10 次

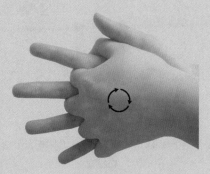

▲ 图 4-176　摇指关节 10～20 次

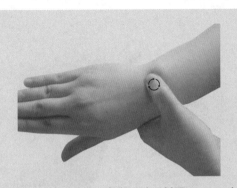

▲ 图 4-177　按揉上身淋巴结反射区 30～50 次

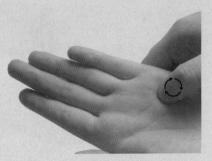

▲ 图 4-178　按揉脾反射区 30～50 次

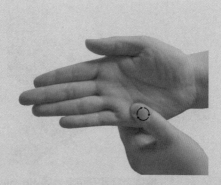

▲ 图 4-179　按揉肝反射区 30～50 次

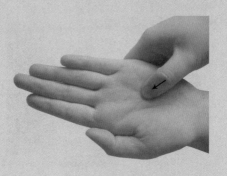

▲ 图 4-180　按揉肾反射区 30～50 次

【操作】拔摇各指关节、按揉上身淋巴结、下身淋巴结、脾、肝、肾反射区。

❀ **头痛**（图 4-181 至图 4-188）

中医称本病为"头痛"。头为诸阳之会，是手、足三阳经脉聚会之处，五脏六腑之气血皆上走于头。无论外感与内伤皆可引起头部气血不和，经脉阻滞不通而致头痛。病因病机不外乎风寒外袭，上犯巅顶；或风热上扰，气血逆乱；或因肝郁化火伤阴，上扰清空；或由脾虚致气血生化不足，不能上荣于脑，或由脾不化湿，痰浊内生，或为肾精亏虚，脑失所养而致病。

偏头痛是最常见的一种反复发作的头痛病。本病与颅脑血管舒缩功能失调有关，常因体内的一些生化因素和激素变化而引起发作。本病有家族史，多见于女性，在青春期容易发作。发作呈周期性，频度因人而异。本病病因病机为肝失疏泄，肝阳上

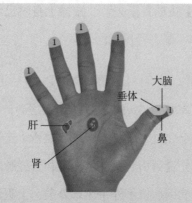

▲ 图 4-181　头痛常用手部反射区

1. 额窦

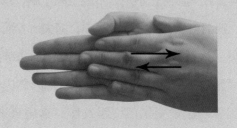

▲ 图 4-182　用力摩擦手掌，搓揉手掌心至温热

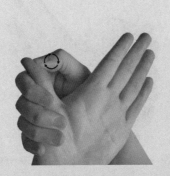

▲ 图 4-183　按揉大脑反射区 30～50 次

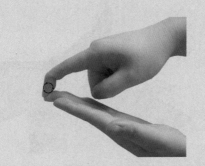

▲ 图 4-184　按压额窦反射区 30～50 次

第4章

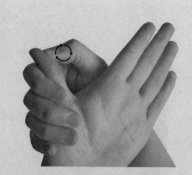

▲ 图 4-185　按揉垂体反射区 30～50 次

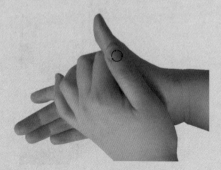

▲ 图 4-186　按揉鼻反射区

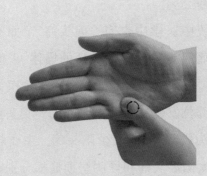

▲ 图 4-187　按肝反射区

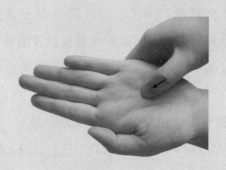

▲ 图 4-188　按肾反射区

亢，上扰轻窍。

传统中医学中也有"偏头痛"（如《兰室秘藏·头痛门》中就有偏头痛的描述），但是与现代医学"偏头痛"外延不全重叠。中医偏头痛是指疼痛部位发生在头侧颞颥部的一类头痛，又称为"偏头风"，辨证属少阳头痛，主要与阳明前头痛、太阳后头痛和厥阴巅顶痛相分别。现代医学的偏头痛的疼痛部位约有 60% 位于侧头部，而 20% 位于前额、头顶、后枕部甚至全头，而另一些侧头部头痛（例如颞动脉炎引发的头痛）属于中医偏头痛范畴，不能诊断为现代医学的偏头痛。

【操作】摩热双手，点按大脑、额窦、垂体反射区。风寒侵袭，加按揉鼻反射区；肝阳上扰加肝、肾反射区。另外，可根据疼痛部位不同点按其他不同的相关反射区，各 30～50 次。

【加减】

① 风寒侵袭

临床表现：每因天气变化时发病，外感风寒客于筋脉可发头痛，舌苔白，脉浮紧。

加按揉鼻反射区 30～50 次。

② 肝阳上扰

临床表现：头痛如劈如裂，伴头晕耳鸣，失眠多梦，面目红赤，口干口苦，小便黄赤，大便秘结，舌红、苔黄，脉弦数。女性患者多有乳房胀痛、扪及包块。

加按肝、肾反射区各 30～50 次。

❀ 落枕（图 4-189 至图 4-196）

落枕又称失枕，中医学认为本病的发生与手太阳、足太阳经脉和经筋有关。多因体质虚弱，劳累过度，睡眠时头颈部姿势不当，或枕头过高或过硬，或因跌仆闪挫，使颈肩部脉络受伤，或因汗出当风，或夜卧受寒，或久居寒湿之地，风寒侵袭人体，稽留于肌肤筋肉之间，导致经气不畅，气血瘀滞，不通则痛，久则肝肾亏虚，筋脉失养，筋骨懈堕，局部脉络受损，经气不调。本病为常见的颈部伤筋，以单纯性颈项强痛，活动受限为主要临床表现，一年四季均可发生。多见于成年人，儿童罹患极少，中、老年患者往往是颈椎病变的反映，并有反复发作的特点。

【操作】揉按颈肩区、颈项区、颈椎、斜方肌反射区，也可用牙签束点刺或用香烟艾灸，另外，还可用橡皮膏将王不留行籽贴于颈肩区以维持穴位刺激。风寒外袭，加按揉肺反射区；气滞血瘀，加按揉肝反射区。

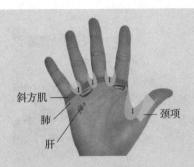

▲ 图 4-189　落枕常用手部反射区（一）

1. 颈肩前区

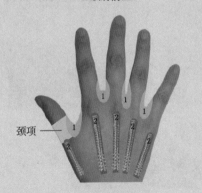

▲ 图 4-190　落枕常用手部反射区（二）

1. 颈肩前区；2. 颈椎

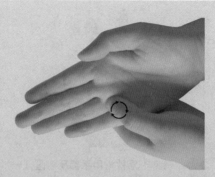

▲ 图 4-191　按揉颈肩反射区 30～50 次

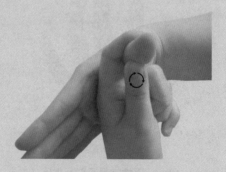

▲ 图 4-192　按揉颈项反射区 30～50 次

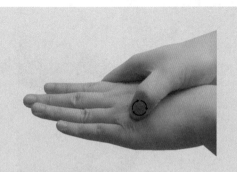

▲ 图 4-193　按揉颈椎反射区 30～50 次

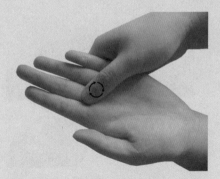

▲ 图 4-194　按揉斜方肌反射区 30～50 次

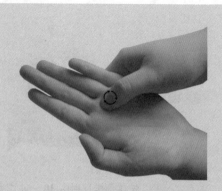

▲ 图 4-195　按揉肺反射区

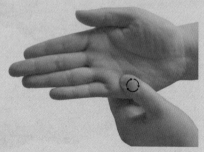

▲ 图 4-196　按揉肝反射区

【加减】

① 风寒外袭

临床表现：颈项部强痛，拘紧麻木，可兼有淅淅恶风、微发热、头痛等表证，舌淡，苔薄白，脉弦紧。

加按揉肺反射区 30～50 次。

② 气滞血瘀

临床表现：晨起颈项疼痛，活动不利，活动时患侧疼痛加剧，头部歪向患侧，局部有明显压痛点，可见筋结，舌紫暗，脉弦紧。

加按揉肝反射区 30～50 次。

❀ **乳痈（急性化脓性乳腺炎）**（图 4-197 至图 4-203）

急性化脓性乳腺炎中医称为"乳痈"，是以乳房部结块肿胀疼痛、溃后脓出稠厚为特征的乳房疾病。主要表现为乳房胀痛，局部皮肤温度高，压迫有疼痛

第4章

感，区域有肿块等。多因乳头破损，邪毒外袭，或乳汁淤积，乳络阻滞，郁久化热而成。发于妊娠期者称内吹乳痈，发于哺乳期者称为外吹乳痈，非上述两期所发者称为非哺乳期乳痈。常见于哺乳期妇女，尤以初产妇为多见，好发于产后3～4周。男子和婴儿亦可发生，但较少见。初期治疗及时、适当，一般多能消散痊愈；重者有传囊之变。若处理不当，可形成瘘管。

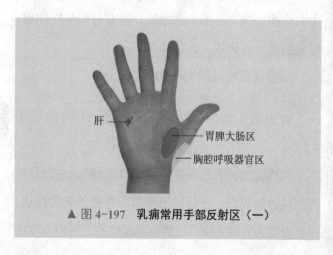

肝

胃脾大肠区

胸腔呼吸器官区

▲ 图 4-197　乳痈常用手部反射区（一）

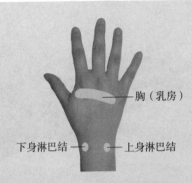

胸（乳房）

下身淋巴结 —— 　　—— 上身淋巴结

▲ 图 4-198　乳痈常用手部反射区（二）

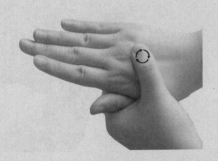

▲ 图 4-199　按揉乳房反射区 30～50 次

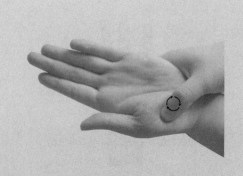

▲ 图 4-200 按揉胸腔呼吸器官反射区 30～50 次

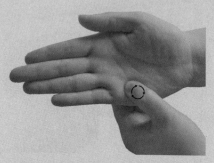

▲ 图 4-201 按揉肝反射区 30～50 次

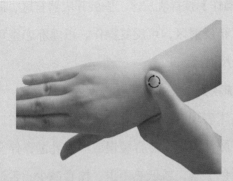

▲ 图 4-202　按揉上身淋巴结反射区 30～50 次

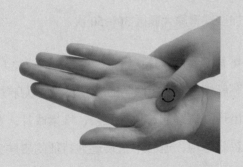

▲ 图 4-203　按揉胃脾大肠反射区

第4章

【操作】按揉乳房区、胸腔呼吸器官区、肝、上身淋巴结反射区，可反复操作。正虚邪恋型可配胃脾大肠反射区。

【加减】正虚邪恋

临床表现：溃脓后乳房胀痛虽轻，但疮口脓水不断，脓汁清稀，愈合缓慢或形成乳漏，伴全身乏力、面色少华，或低热不退、饮食减少，舌淡，苔白，脉弱无力。

加按揉胃脾大肠区 30～50 次。

● 瘾疹（荨麻疹）（图 4-204 至图 4-215）

荨麻疹相当于中医学的"瘾疹"，是以身体瘙痒，继而出现红斑隆起，形如豆瓣，堆累成片，发无定处，忽隐忽现，退后不留痕迹为特征的皮肤病。又称风疹，俗称风疙瘩。本病总因禀赋不足，对某些物质过敏所致。可因外界冷热刺激，或因食物、药物、生物制品、病灶感染、肠寄生虫或精神刺激等而诱发。

【操作】摩擦热双手掌，按揉肾上腺、上身淋巴结、下身淋巴结反射区。风热犯表、风寒束表加肺反射区；肠胃实热加脾、胃、肠反射区；血虚风燥加肝、肾反射区。

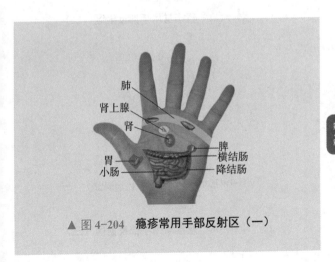

▲ 图 4-204　瘾疹常用手部反射区（一）

219

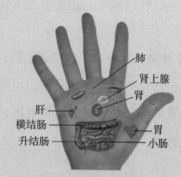

▲ 图 4-205 瘾疹常用手部反射区（二）

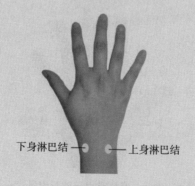

▲ 图 4-206 瘾疹常用手部反射区（三）

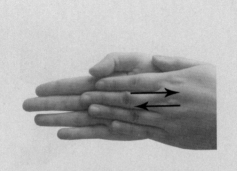

▲ 图 4-207　用力摩擦手掌，搓揉手掌心至温热

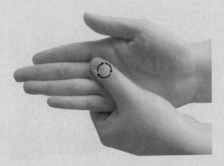

▲ 图 4-208　按揉肾上腺反射区 30～50 次

第4章

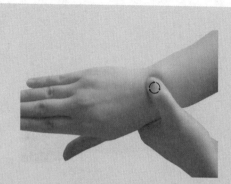

▲ 图 4-209 按揉上身淋巴结反射区各 30～50 次

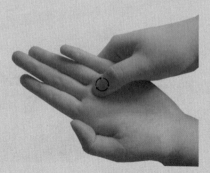

▲ 图 4-210 按揉肺反射区

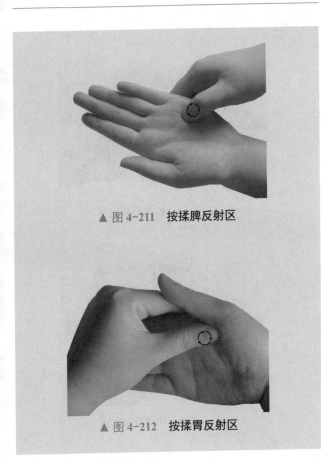

▲ 图 4-211　按揉脾反射区

▲ 图 4-212　按揉胃反射区

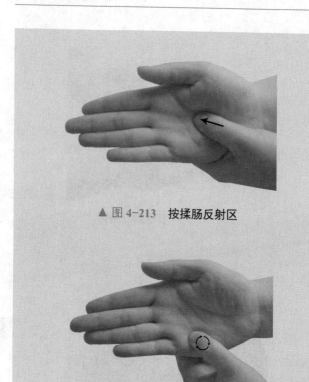

▲ 图 4-213　按揉肠反射区

▲ 图 4-214　按揉肝反射区

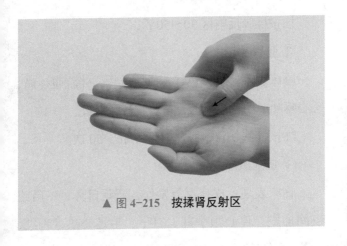

▲ 图 4-215　按揉肾反射区

【加减】

① 风热犯表

临床表现：风团色鲜红，灼热剧痒，遇热加重，伴发热恶寒、咽喉肿痛，苔薄黄，脉浮数。

② 风寒束表

临床表现：皮疹色白、遇风寒加重，得暖则减，恶寒，口不渴，舌淡，苔薄白，脉浮紧。

第 4 章

加按揉肺反射区 30～50 次。

③ 肠胃实热

临床表现：皮疹色红，成块成片，伴脘腹疼痛、恶心呕吐、便秘或泄泻，苔黄腻，脉滑数。

加按揉脾、胃、肠反射区各 30～50 次。

④ 血虚风燥

临床表现：皮疹反复发作，迁延日久，午后或夜间加剧，伴心烦少寐、口干、手足心热，舌红，少苔，脉细数无力。

加按揉肝、肾反射区各 30～50 次。

❀ 痛经（图 4-216 至图 4-229）

痛经是指经期前后或行经期间出现下腹部痉挛性疼痛并有全身不适严重者影响日常生活和工作。本病在中医学中属于"经行腹痛"范畴。病因病机主要在于邪气内伏或经血素亏，或值经期前后冲任二脉气血的生理变化急骤，导致胞宫的气血运行不畅，不通则痛；或胞宫失于濡养，不荣则痛。

【操作】用力摩擦手掌和掌中心线，搓揉手掌心至温热；按揉子宫、生殖腺、垂体、肾、肾上腺、腰椎反射区。气滞血瘀加肝反射区；寒湿凝滞加胃脾大肠反射区；气血两虚加心、脾反射区。

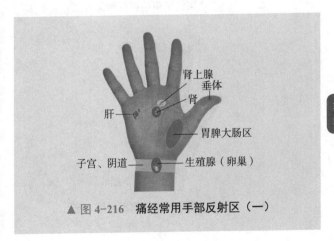

肾上腺
垂体
肝　　　肾
胃脾大肠区
子宫、阴道　　　生殖腺（卵巢）

▲ 图 4-216　痛经常用手部反射区（一）

227

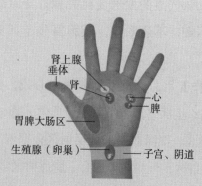

肾上腺
垂体
肾
胃脾大肠区
生殖腺（卵巢）
心
脾
子宫、阴道

▲ 图 4-217　痛经常用手部反射区（二）

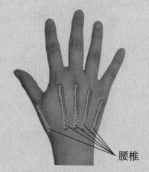

腰椎

▲ 图 4-218　痛经常用手部反射区（三）

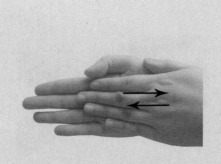

▲ 图 4-219　用力摩擦手掌和掌中心线至温热

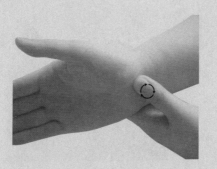

▲ 图 4-220　按揉子宫反射区 30～50 次

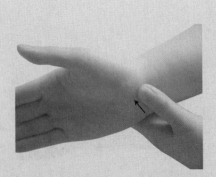

▲ 图 4-221　按揉生殖腺反射区 30～50 次

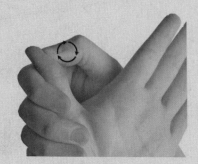

▲ 图 4-222　按揉垂体反射区 30～50 次

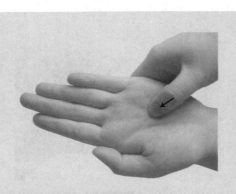

▲ 图 4-223　按揉肾反射区 30～50 次

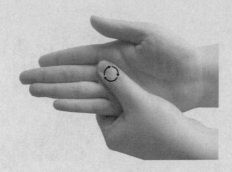

▲ 图 4-224　按揉肾上腺反射区 30～50 次

第4章

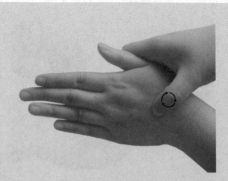

▲ 图 4-225　按揉腰椎反射区 30～50 次

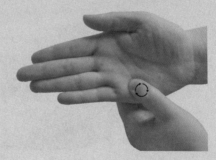

▲ 图 4-226　按揉肝反射区

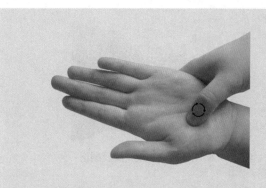

▲ 图 4-227　按揉胃脾大肠反射区

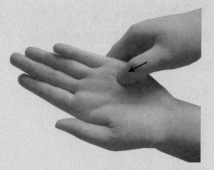

▲ 图 4-228　按揉心反射区

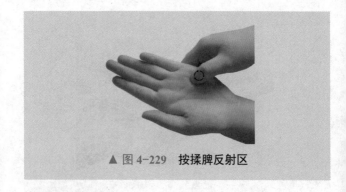

▲ 图 4-229　按揉脾反射区

【加减】

① 气滞血瘀

临床表现：经前或经期小腹胀痛，行经量少，血色紫暗有血块，块下痛减，胸胁乳房作胀，舌质紫暗，脉涩。

加按揉肝反射区 30～50 次。

② 寒湿凝滞

临床表现：经前或经行小腹冷痛，得温痛减，月经延后，量少不畅，苔白腻，脉沉迟。

加按揉胃脾大肠反射区 30~50 次。

③ 气血两虚

临床表现：经期或经后小腹疼痛，隐痛喜按，月经量少色淡，面色苍白无华，神疲倦怠，心悸失眠，苔薄白，脉细弱。

加按揉心、脾反射区各 30~50 次。

❀ **闭经**（图 4-230 至图 4-245 ）

闭经是指从未有过月经或月经周期已建立后又停止的现象。年过 16 岁，第二性征已经发育尚未来经者或者年龄超过 14 岁第二性征没有发育者称原发性闭经，月经已来潮又停止 6 个月或 3 个周期者称继发性闭经。本病属中医学中"经闭""月水不通""女子不月"的范畴。病因病机为先天禀赋不足，后天脾胃失养，肝气郁结，外感寒邪而致血虚、气滞、血瘀、寒凝使冲任失调、经闭。

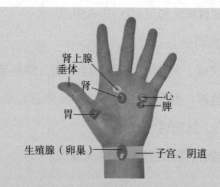

▲ 图 4-230　闭经痛经常用手部反射区（一）

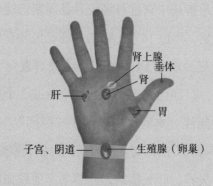

▲ 图 4-231　闭经痛经常用手部反射区（二）

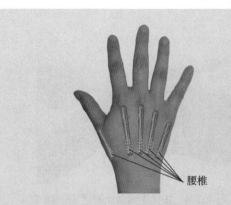

腰椎

▲ 图 4-232　闭经痛经常用手部反射区三

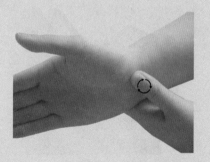

▲ 图 4-233　按揉子宫反射区 30~50 次

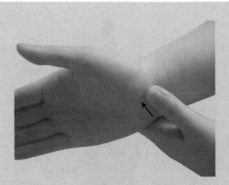

▲ 图 4-234　按揉生殖腺反射区 30～50 次

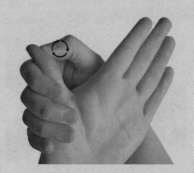

▲ 图 4-235　按揉垂体反射区 30～50 次

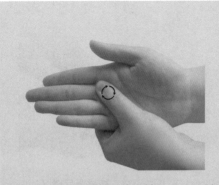

▲ 图 4-236　按揉肾上腺反射区 30～50 次

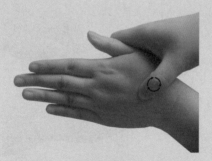

▲ 图 4-237　按揉腰椎反射区 30～50 次

第4章

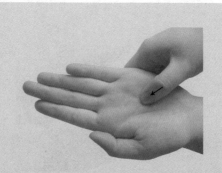

▲ 图 4-238　按揉肾反射区

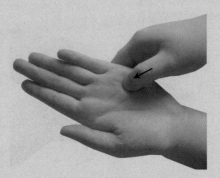

▲ 图 4-239　按揉心反射区

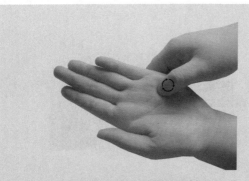

▲ 图 4-240 按揉脾反射区

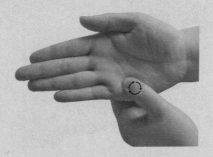

▲ 图 4-241 按揉肝反射区

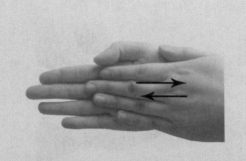

▲ 图 4-242　摩擦手掌

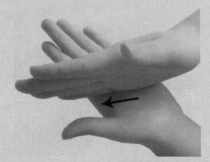

▲ 图 4-243　推掌中心线

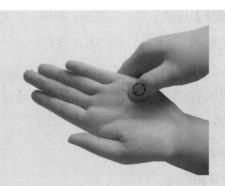

▲ 图 4-244　按揉脾反射区

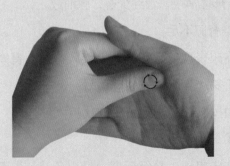

▲ 图 4-245　按揉胃反射区

第4章

【操作】按揉子宫、生殖腺、垂体、肾上腺、腰椎反射区。肾阴不足、肾阳不足加肾反射区；气血两亏加心、脾反射区；气滞血瘀加肝反射区；寒凝胞宫用力摩擦手掌和掌中心线至温热；痰湿阻滞加脾、胃反射区。

【加减】

① 肾阴不足

临床表现：月经初潮较晚，量少色淡红，渐至经闭，形体消瘦，舌红少苔，脉细数。

② 肾阳不足

临床表现：月经闭止，腰膝冷痛、畏寒肢冷、夜尿频多，舌淡苔白，脉沉细。

加按揉肾反射区30~50次。

③ 气血两亏

临床表现：月经后期，量少色淡，渐至闭经，面色无华，心悸怔忡，神疲气短，唇甲色淡，舌淡红，苔白薄少，脉细弱。

加按揉心、脾反射区各 30～50 次。

④ 气滞血瘀

临床表现：月经闭止，胸胁胀痛，小腹胀痛拒按，舌质暗红有瘀点，脉细涩。

加按揉肝反射区 30～50 次。

⑤ 寒凝胞宫

临床表现：月经闭止，腰膝冷痛，畏寒喜暖，带下清稀色白，舌淡苔白，脉沉迟。

加用力摩擦手掌和掌中心线至温热，反复多次。

⑥ 痰湿阻滞

临床表现：经行延后，渐至闭止，带下量多色白，口腻痰多，苔白腻，脉滑。

加按揉脾、胃反射区各 30～50 次。

第4章

❋ 耳鸣（图 4-246 至图 4-253）

耳鸣是指患者在耳部或头部的一种声音感觉，但周围环境中并无相应的声源存在，是多种耳部病变和全身疾病的症候群之一，以耳鸣为主症作为疾病对待。发病机理颇为复杂，有内耳缺氧学说，也与情绪、记忆及自主神经反应有关。一般分为生理性耳鸣和病理性耳鸣，前者如因体位关系而突然听到自身的脉搏性耳鸣，改变体位后消失，后者则因病变如炎症刺激，机械性刺激，电化学反应引起的神经过敏等所引起。耳鸣又可分为主观性和客观性两类。①主观性耳鸣：耳鸣为一侧或两侧，持续性或间断性，音调有高音性（多为神经性耳鸣）或低音性（多为传导性耳鸣）。②客观性耳鸣：耳鸣声患者自己能听到，旁人也能听到，如血管病变引起的耳鸣，耳鸣声伴血管搏动音，腭肌痉挛所致耳鸣伴不规则咔嗒声。

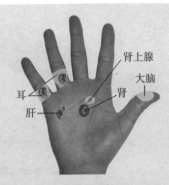

▲ 图 4-246　耳鸣常用手部反射区（一）

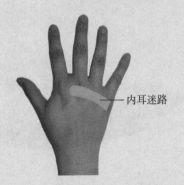

▲ 图 4-247　耳鸣常用手部反射区（二）

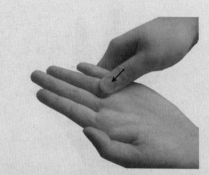

▲ 图 4-248　按揉耳反射区 30～50 次

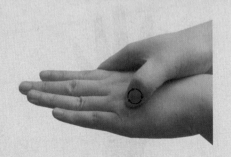

▲ 图 4-249　按揉内耳迷路反射区 30～50 次

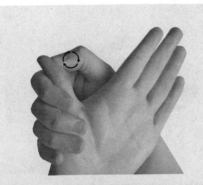

▲ 图 4-250　按揉大脑反射区 30～50 次

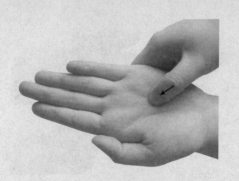

▲ 图 4-251　按揉肾反射区 30～50 次

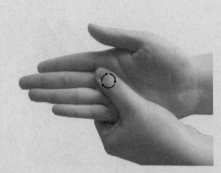

▲ 图 4-252　按揉肾上腺反射区 30~50 次

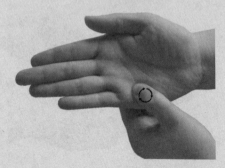

▲ 图 4-253　按揉肝反射区 30~50 次

本病在中医学中属于"耳鸣"范畴。病因病机为暴怒伤肝，肝火上扰清窍；或饮食失节，痰湿内生化火；或房劳伤肾，肝肾阴虚，虚火上炎。

【操作】点按耳、内耳迷路、大脑、肾、肾上腺、肝反射区。

● 牙痛（图 4-254 至图 4-259）

牙痛是口腔科疾病最常见的症状之一。牙痛是由多种原因造成的，龋齿是疼痛的最常见原因，还有一些其他非龋性疾病也可导致牙痛。本病在中医学中的病因病机为风火毒邪，滞留脉络，胃火素盛，又食辛辣厚味，或风热邪毒外犯，引动胃火，循经上炎，损伤龈肉脉络，或肾阴不足，虚火上炎，灼伤牙龈，齿失肾精荣养而引发牙痛。

第4章

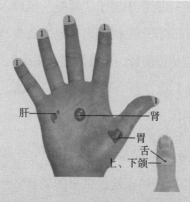

肝　　　　　　　　肾

　　　　　　　　胃

　　　　　　　　舌

上、下颌

▲ 图 4-254　牙痛常用手部反射区

1. 额窦

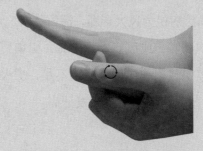

▲ 图 4-255　按揉舌反射区 30～50 次

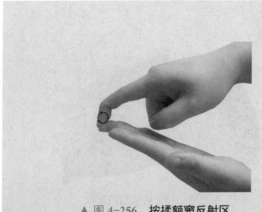

▲ 图 4-256　按揉额窦反射区

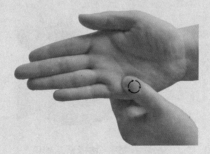

▲ 图 4-257　按揉肝反射区

第4章

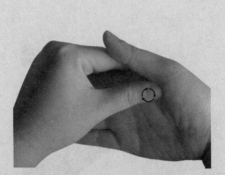

▲ 图 4-258　按揉胃反射区

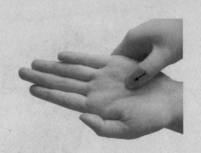

▲ 图 4-259　按揉肾反射区

【操作】按揉舌反射区，牙痛重则使用掐法。风热加额窦反射区；胃火加肝、胃反射区；肾虚加肾反射区。

【加减】

① 风热证

临床表现：牙痛如风掣，遇风即发，得冷痛减，受热痛增，牙龈红肿，可伴发热恶寒，头痛口渴，舌红苔白，脉浮数。

加按揉额窦反射区 30～50 次。

② 胃火证

临床表现：牙痛剧烈，牙龈肿痛甚连腮颊，伴牙龈溢脓渗血，口渴饮引，口臭便秘，舌苔黄腻，脉洪数。

加按揉肝、胃反射区各 30～50 次。

③ 肾虚证

临床表现：牙齿隐痛或微痛，时作时止，日久

第 4 章

不愈，龈肉萎缩，牙齿浮动，伴腰酸痛，头晕眼花，舌红嫩，无浊苔，脉细数。

加按揉肾反射区 30～50 次。

第5章　手部诊病法

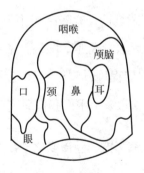

手诊是指通过观察掌纹、掌色、掌形的变化诊断疾病的一种方法。手部诊病可以分为指甲诊病法、指纹诊病法和掌纹诊病法三部分。

❀ 指甲诊病法

通过观察十指指甲的血气形态、色泽变化、形态构造来诊断机体脏腑器官疾病或病变程度的方法。大量的临床实践证明，察看指甲不但有助于疾病的早期诊断，提示发病倾向，发现潜在性疾病，而且还可以了解病变程度，观察病情变化，判断预后。指甲诊病的方法很多，下面我们简单介绍一下。

1. 根据血气形态、色泽变化诊病

(1)指甲划分：通常划分指甲的方法有 9 分比（图 5-1）和 4 分比（图 5-2）两种。如专对某一疾病察看或观察鉴别有关疾病时，以使用 9 分比法较

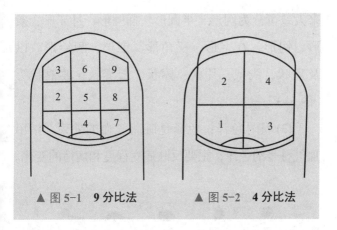

▲ 图 5-1　**9 分比法**　　　▲ 图 5-2　**4 分比法**

好；而对指甲一般察看，则以 4 分比法较方便，或者两法同时配合应用。

(2) 血气符号（也可称标号、信号等）：指血气在指甲上出现的位置、表现的形态和色泽。它按一定形式和规律反映脏腑器官的某些病变或病变程度，是指甲诊察疾病的依据。指甲上常见的血气符号，其大小、形态各式各样，将符号的形状归纳起来大致可分为圆形、半圆形、椭圆形、月牙形、条形、钩形、八字形、三角形、锥形、哑铃形，以及点状、线状、片状、棒状、云雾状、波浪状等（图5-3）。

(3) 符号色泽：色泽是脏腑气血的外荣。指甲血气符号的色泽，主要反映病变程度和病情的变化。

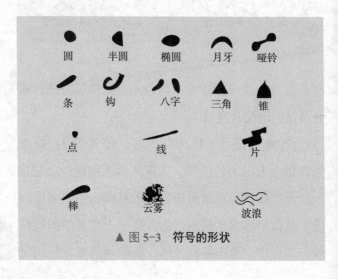

▲ 图5-3 符号的形状

一般来说，在疾病急性期或病变活动时，其符号的色泽呈鲜红或紫红；缓解稳定期则变淡红色；病情严重时可变紫、变黑。

(4) 符号位置：疾病不同，其符号的形状和位置也不同。根据临床实践发现：各脏腑器官疾病的符号在指甲的区域位置是基本固定的。疾患不愈，指甲上的符号是不会消失的，只有彻底治愈者，符号才会消失。

① 拇指指甲：主要反映头颈部疾病，其中包括颅脑、眼、耳、鼻、咽喉、口腔及颈部（图 5-4）。两手的拇指甲相同，但左右方向相反。常见病证有上呼吸道感染、头痛、鼻炎、副鼻窦炎、鼻息肉、咽喉炎、扁桃体炎、口腔炎、牙周炎、龋齿、中耳炎、视力减退、颈淋巴结肿大、脑肿瘤等。

② 食指指甲：主要反映上焦、上肢、部分咽喉和中焦疾病。在右食指指甲，主要反映肺、气管、

食道、乳房、胸背、手、肘、肩、咽喉及颈部的病证（图 5-5）。常见病证有急慢性支气管炎、支气管哮喘、肺炎、肺结核、肺气肿、胸膜炎、食道炎、食道癌、咽喉炎、乳房瘤、颈椎和胸椎肥大以及手肩部等疾患。左食指指甲与右食指指甲基本相同，但左右方向相反，且左食指指甲包括心的病证（图 5-6）。常见病证除与有食指指甲基本相同外，还可见高血压、低血压。

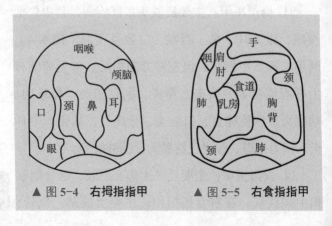

▲ 图 5-4　右拇指指甲　　　▲ 图 5-5　右食指指甲

③ 中指指甲：主要反映中焦及部分上、下焦疾病。在右中指指甲，主要反映胃、十二指肠、横膈膜、肝、胰、肾、肺、大肠及胸腰等病变（图 5-7）。常见病证有胃痛、慢性胃炎、胃及十二指肠球部溃疡、幽门和贲门疾患、横膈膜炎、肋膜炎、肝肿大、肾疾患等。在左中指指甲，除还包括"心"外，其余基本与右中指指甲相同，但左右方向相反（图 5-8）。常见病证还有冠心病、"风心病"、心肌炎、

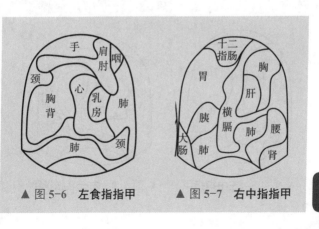

▲ 图 5-6　左食指指甲　　　▲ 图 5-7　右中指指甲

心动过速、期前收缩（早搏）、主动脉硬化、左心室肥大等心血管疾患，以及胃炎、胰腺炎、糖尿病等。

④ 无名指指甲：主要反映下焦及部分中焦的疾病。在右无名指甲，主要反映肝、胆、胰、肾、大小肠、膀胱、生殖器官及膝、腰部等病变（图5-9）。常见病证有肝炎、肝硬化、转氨酶升高、胆囊炎、胰腺炎、结肠炎、肾炎、风湿性关节炎、腰椎肥大

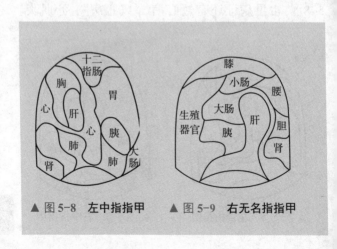

▲ 图5-8　左中指指甲　　▲ 图5-9　右无名指指甲

以及子宫、肛门等疾患。在左无名指甲，主要反映脾、胰、子宫、尿道、输卵管、外阴、肛门等部位的病变（图 5-10）。常见病证有脾肿大、胰腺炎、肾炎、输卵管炎、直肠炎以及子宫、尿道、前列腺、外阴、肛门等疾患。

⑤ 小指指甲：多反映膝以下的疾病，如跟骨、跖骨、踝部的病证（图 5-11）。

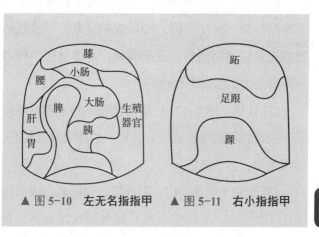

▲ 图 5-10　左无名指指甲　　▲ 图 5-11　右小指指甲

2. 根据指甲的形态构造诊病

通过对指甲形态构造及甲下皮肤结合处等望触按动，获得相关信息以诊断疾病的一种方法。指甲常见的情况可以分为以下 30 种。

(1) 正甲（图 5-12）：纵横皆呈弧形微曲，像弧度很小的椭圆球面。厚薄适中，坚硬、光滑润泽，淡红含蓄，明朗涵神，月痕清晰。甲根与皮肤的交接处的皱襞红润柔韧整齐。甲上无嵴棱沟裂，甲下无斑纹瘀点。轻压甲面，松后红晕复原，一般显示气血充足，经络通畅，脏腑调和，身体健康，精力充沛有耐力，情绪平和稳定。

(2) 长甲（图 5-13）：甲面修长，对光观察甲面上一般有轻微的纵形沟纹。长甲一般呼吸系统较弱，情绪欠稳，易于伤感。

(3) 短甲（图 5-14）：甲面短，甲面长占末节指节的 1/3 左右。此种甲一般反映健康状况良好，身

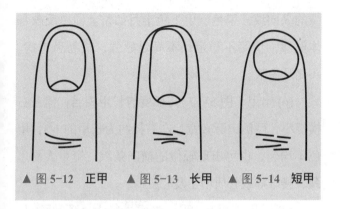

▲ 图 5-12　正甲　　▲ 图 5-13　长甲　　▲ 图 5-14　短甲

体强壮，爆发力好，但情绪不稳定，易急躁，不加调节则可患高血压及肝病。

(4) 圆甲（图 5-15）：甲面紧贴左右肉际，与上端肉际缘共同构成半圆形甲，甲皱一般不整齐，甲色、甲下色较正常。此种甲反映具有爆发力，身体壮，情绪不稳，易患眩晕症、偏头痛等。

(5) 卵甲（图 5-16）：甲面边围与顶端围成卵形，整个甲四周曲线缓和无棱角，对光观察甲面上有轻微的纵向纹，甲色、甲下色半月如常。卵甲反映身体健康，情绪不稳定，不满足感强，较易患胃病、头痛及失眠。

(6) 窄甲（图 5-17）：长度与长甲相当，但左右横径小，两侧肉际较宽。左右径约为长甲的 1/3，甲色不均匀，也可出现轻微的横向条纹。窄甲人易患颈、腰椎病或骨质增生及心脏病。

(7) 阔甲（图 5-18）：甲面横径大，顶端更显，甲根部凹下，半月相应偏长，甲面对光可见纵横沟

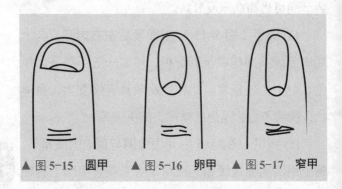

▲ 图 5-15　圆甲　　▲ 图 5-16　卵甲　　▲ 图 5-17　窄甲

纹，但较轻微，甲色、甲下色尚正常。阔甲者易患甲状腺功能变异性疾病，生殖功能低下症。

(8) 方甲（图 5-19）：横径不及阔甲，横纵长度比约为 4/3 或相等，甲面长不及末节指节的一半，甲色、甲下色半月正常。如果甲面上出现红斑，甲下色红紫相间，患病可能性更大。方甲者易患循环系统病、心脏病等。

(9) 梯甲（图 5-20）：甲上端横径小于根部，甲面长度适中，整个甲面呈梯形，甲色、甲下色半月

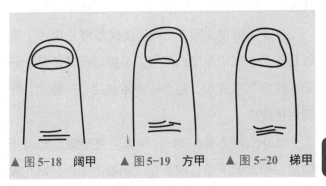

▲ 图 5-18　阔甲　　▲ 图 5-19　方甲　　▲ 图 5-20　梯甲

正常，有时半月可呈三角形或也呈梯形。梯甲者易患呼吸系统病，如肺炎、支气管炎等。

(10) 三角甲（图 5-21）：甲上距大于甲根部，半月多呈三角形，甲色、甲下色正常。易得中风，如果甲下色白紫相间，按下指甲后甲下色恢复较慢，病症更能确定。

(11) 嵌甲（图 5-22）：也叫"倒甲"，甲左右两端深陷于左右肉际之中，形成镶嵌状，也如甲倒刺入肉际中。甲面透明度降低，半月有时不整。易患神经系统疾病，如植物神经功能紊乱及循环系统循环不畅。

(12) 纵沟甲（图 5-23）：正视即可见甲面上有纵形沟条，使甲面凹凸不平。多提示肝肾不足、肝阳上亢或气血双亏，易患营养不良症、过敏症、呼吸系统疾患。

(13) 凸甲（图 5-24）：甲面中央明显凸起高于四周，甲端部下垂，像贝壳或倒覆的汤匙，对光观

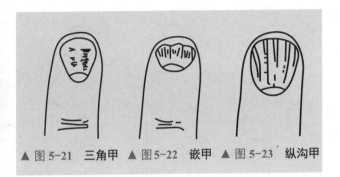

▲ 图 5-21　三角甲　▲ 图 5-22　嵌甲　▲ 图 5-23　纵沟甲

察甲面上有稍微的凹点，甲色、甲下色偏白，半月色偏粉。易患结核病，根部紫色更应注意。

(14) 凹甲（图 5-25）：甲面中央凹下低于四周，甲面上有凹点和纵行条沟，甲下色不均匀。多是肝肾功能不佳，易于疲劳，精力不充沛，也易患不育症。

(15) 横沟甲（图 5-26）：正视可见甲面上出现凹下横沟，使甲面凹凸不平，甲面透明度不足。多提示肺功能异常或肝气郁结，易患脱毛症，且情志易抑郁，内分泌调节紊乱。有时伴甲下一条沟底瘀

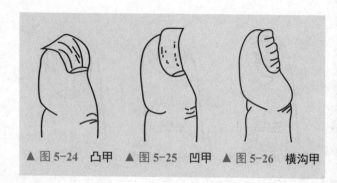

▲ 图5-24　凸甲　▲ 图5-25　凹甲　▲ 图5-26　横沟甲

血带，多为外伤所致，根据其横沟至根部距离可推断受伤时间。

(16) 勺甲（图5-27）：甲面伸长至顶端肉际时向上翘起，形如汤匙，两边肉际处指甲易于劈裂，甲下色偏苍白，甲皱不整齐，甲面有时会见小白点。易患贫血、营养不良症。

(17) 软薄甲（图5-28）：甲面软薄缺少韧性，失去保护功能，甲下色淡，半月不整，甲皱也不规整。易患出血症、缺钙，也易见于久病之人。

(18) 剥甲（图 5-29）：甲面与甲床逐渐分离，如剥笋状，初起指甲游离端处发白变空，向甲根部逐渐蔓延，甲变为灰白色，无光泽，并变软薄。提示消化道出血，或其他出血症，营养不良而致贫血等。

(19) 黑线甲（图 5-30）：甲面上出现一条或几条细而黑的纵行线，甲下色不均匀，甲皱不整齐，半月泛红偏斜。提示内分泌失调，妇女经期不稳，行经腹痛。

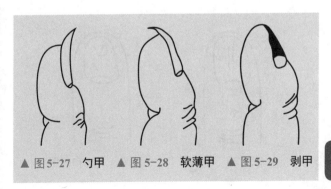

▲ 图 5-27　勺甲　　▲ 图 5-28　软薄甲　　▲ 图 5-29　剥甲

(20) 白斑甲（图 5-31）：甲面上有白色斑块，不透明，一般见于多指。提示消化系统病、内分泌失调、肠胃功能紊乱。儿童甲中央出现云状白斑多为虫积，拇指甲中央有针头大白斑，呈红白相间，多为有蛔虫。

(21) 红斑甲（图 5-32）：甲面上有红斑红点，甲下色紫暗或红白相间，半月不规则，甲皱不整齐。易患循环系统疾病，如心脏病、心内膜炎，慢性出血症，血小板减少症等。

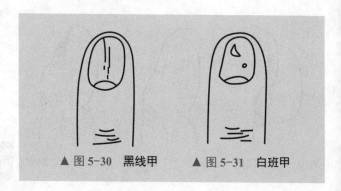

▲ 图 5-30　黑线甲　　▲ 图 5-31　白斑甲

(22) 花斑甲（图 5-33）：甲面光洁度不好，甲色不明润，有隐黄暗斑块，亦有微现的纵纹。提示消化系统疾病，长期神经衰弱，易于疲乏倦怠。

(23) 串珠甲（图 5-34）：甲面出现纵向凹凸不平的串球样或甲面内有串球样斑点。提示营养不良或吸收功能障碍，微量元素缺乏，或消化器官局部疾患。

(24) 偏月甲（图 5-35）：甲半月偏斜不正，而不再成半月形，甲下色粉或粉中有苍白暗区。提示

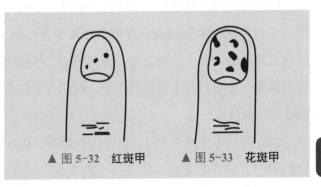

▲ 图 5-32　红斑甲　　　▲ 图 5-33　花斑甲

第 5 章

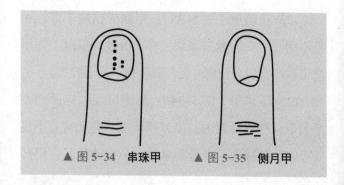

▲ 图 5-34　串珠甲　　▲ 图 5-35　侧月甲

体力消耗大或营养吸收不好，入不敷出而造成机体抵抗力下降。

(25) 缺月甲（图 5-36）：指甲无半月。如果拇指有半月，其余手指没有，且甲下色淡暗发粉色，提示近期饮食失调，情绪紧张，身体劳乏，机体抵抗力减弱。如果所有手指半月全无，提示有循环系统疾病或血液病。

(26) 筒状甲（图 5-37）：指甲内卷如筒，也叫"葱管甲"，按压后苍白，松开后苍白变化不明显。

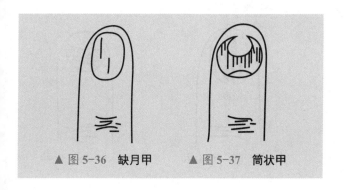

▲ 图 5-36　缺月甲　　▲ 图 5-37　筒状甲

多见于久病体虚或安逸少劳之人，提示气血两虚，机体抵抗力很弱，易患绝症。

(27) 纵裂甲（图 5-38）：甲板不坚，失去韧性，从中央裂成两片。易患循环系统疾病或痴呆症，也可见于外伤或甲癣。

(28) 代甲（图 5-39）：即指甲自行脱落。多因患疔疮病毒所致。排除外科疾患则为危候，若不再复生则提示命门火衰，即身体虚弱至极，难以康复。

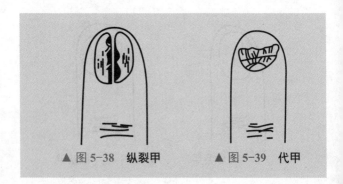

▲ 图 5-38　纵裂甲　　　▲ 图 5-39　代甲

(29) 紫糠甲（图 5-40）：甲面无光泽且自远端两侧增厚，变脆枯槁，呈黄朽木色，粉状蛀蚀或缺损，表面高低不平。提示循环功能失常，肢端不得荣养而受风湿侵袭，易患脉管炎，肌萎缩等，亦可见于甲癣。

(30) 报伤甲（图 5-41）：甲下出现按压不散的瘀血斑点。一般提示受外伤。若为暗红色，则说明近 3～5 个月内受轻伤，预后良好；青紫色为两年内受伤较重或受伤时间短但伤重，预后也较好；黑色

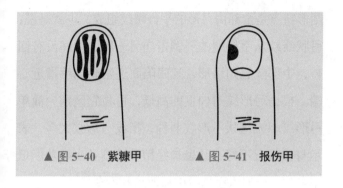

▲ 图 5-40　紫糠甲　　　　▲ 图 5-41　报伤甲

为 2～5 年内受伤，很重，预后差；黄色为 5 年以上的伤，或时间短而伤极重，预后多不良。

❀ 指纹诊病法

指纹线的形成与变化既受先天遗传影响，又受后天状况影响。指纹可以反映许多体内外的后天变化，对疾病的诊断很有价值。手指纹从大类上可分为 4 种，即弓形、箕形、斗形和缺散形。

(1) 弓形纹（图 5-42）：一种最简单的指纹，其

第5章

279

图形特点是全部由弓形的平行嵴纹组成，也就是说，弓状线纹从手指端的一例走向另一侧，中间没有回转，中部隆起如弓形，其凹陷面通常朝向手指近心端。根据弓形纹弯曲度的高低，可将它区别为简单弓形纹和帐篷状弓形纹两种，指纹弓形纹太多，表示身体状况不好，易患神经精神疾病及生殖功能低下等症。一般人手指纹中弓形纹并不多见。

(2) 箕形纹（图 5-43）：我国俗称"簸箕"。指

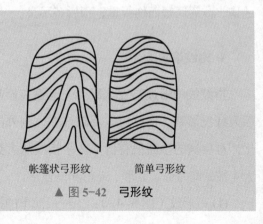

帐篷状弓形纹　　　　　简单弓形纹

▲ 图 5-42　**弓形纹**

纹常从手指一侧起始，斜向上弯曲，然后又回到原侧。根据"箕口"朝向方位不同，可分为尺侧箕形纹（正箕）和桡侧箕形纹（反箕）两种。这是正常人多出现的指纹。

(3) 斗形（图 5-44）：又可分为简单斗形和双箕斗形。简单斗形包括同心圆斗形和螺旋斗形，是人群中较为多见的，一般人是斗形、箕形共存。双箕斗形不多见，但也不是病态反应。

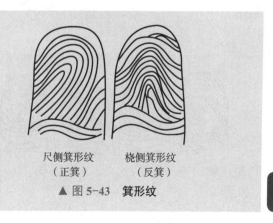

尺侧箕形纹　　　桡侧箕形纹
（正箕）　　　　（反箕）

▲ 图 5-43　箕形纹

(4) 缺散形（图5-45）：人群中很少见。指纹并没有可辨识清楚的花纹存在，或是线纹变薄萎缩缺损，还有一些其他类型。缺散形指纹表明健康状况不佳或生理功能不健全，更多的是见于遗传性疾病，如白化病、肢体畸形、脊柱裂、家族性智力低下等。对于变薄萎缩的情况，可见于久病的老年人或从事对手有损伤、腐蚀工作的人，有时季节性手部脱皮症中也可出现，这些是可以变化并恢复正常的。

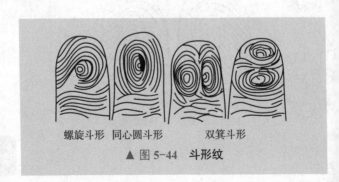

螺旋斗形　同心圆斗形　　双箕斗形

▲ 图5-44　斗形纹

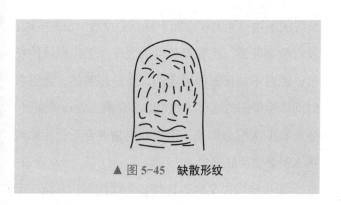

▲ 图 5-45　缺散形纹

❀ **掌纹诊病法**

(1) 手部掌纹线（图 5-46）：手掌纹虽然密集而纵横交错，但基本纹路的位置却相同。我们将主要的纹线介绍如下。

①生命线：又称地纹、大鱼际曲线。发源于拇指和食指之间，呈半圆形围绕大鱼际，止于大鱼际下端，直到腕部。它表示每个人一生的寿命和健康情形。当人的身体进入老年衰老期后，往往会在生

命线的下端呈无力状态而下垂。生命线中没有支线，没有裂痕间断，是健康长寿的表现。但生命线的长度，绝对不是长时间固定的，而是短暂的，会随着时间产生伸缩的变化。如果细心观察会发现健康时，生命线的末梢必伸长，而长期疾病缠身后，生命线的末梢必会明显缩短。

②头脑线：又称智慧线、人纹线等。它位于手掌中央，是由食指向手掌横切的掌线，与生命线有相同的起点，并行2~3厘米后，行于掌中央，止于小指尺侧延长线左右。头脑线表示一个人的智慧，也反映消化、神经、精神等方面情况。

③感情线：又称天纹线、心脏线等，也有人称之为"爱情线"。它是由小指之下往食指方向横走的掌线。感情线表示一个人在爱情和性格方面的发展，也反映人的精神状态、情绪，并与泌尿生殖系统有关，也能反映心脏机能及其病变情况。

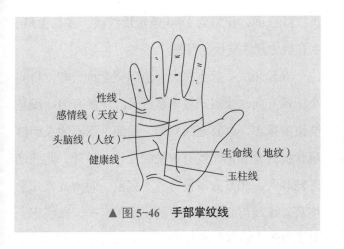

性线
感情线（天纹）
头脑线（人纹）
健康线
生命线（地纹）
玉柱线

▲ 图 5-46　手部掌纹线

④玉柱线：又称事业线、命运线、功名线。多起于大小鱼际在腕部的交合点，穿过人纹、天纹，直行至中指根部。该线不是每个人都有，有也常不完整，但没有特殊意义。玉柱线可反映人的神经系统及精神状况，行走区域可反映消化系统功能状况，起始端与生殖有关。

⑤性线：又称婚姻线、家庭线。位置在小指与

天纹线之间，正常为 1～3 条短横纹线。多与生殖、生育能力及性欲状况有关。

⑥健康线：起点在大小鱼际交合点上方，斜向小指根方向，止点一般不超过天纹。没有健康线是健康的标志，有宜连续均匀、浅细，不同的人因健康状况的差异，此线有深浅的变化。另外，此线地方差异大，北方人多没有或不完整。而南方人几乎均有。该线与心脑系统、消化系统有关，在临床上有重要的诊察参考价值。

(2) 手掌的丘穴：指手指的根元接近手掌部分而言，简称为掌丘。掌丘可分为金星丘、月丘、火星平原、木星丘、土星丘、太阳丘、水星丘七个区（图5-47）。

①金星丘：拇指根部后面隆起部分。如果肌肉丰满红润，就表示健康、精力旺盛。如果精力衰退或有慢性病（如肝炎、糖尿病等）时，则在该部位

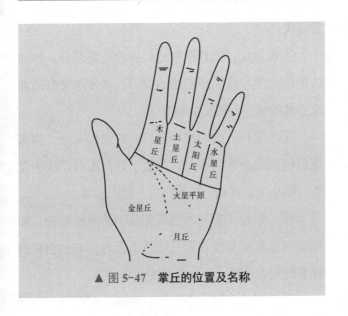

▲ 图 5-47　掌丘的位置及名称

显现出星状纹或纹路杂乱。

　　②月丘：与金星丘位置相对的隆起部分。如该部位低凹和有杂点斑纹时，表示生殖系统有病。

　　③火星平原：指手掌中央凹洼的部分。如果该部位低陷太甚时，表示有慢性病引发的全身衰弱和

第 5 章

287

营养失调症。

④木星丘：指食指根部后面的隆起部分。假如该部位出现杂乱纵横交错的纹时，就表示会有高血压、肺结核、头部出血等发生。

⑤土星丘：指中指根部后面的隆起部分。如果该部位出现杂乱纹线时，就表示会有出血性疾病发生，如尿血、痔疮、妇科出血、脑出血等。

⑥太阳丘：指无名指根部后面的隆起部分。如果该部位有星状纹和杂乱纹路出现时，表示会有神经系统疾患及眼、耳、鼻等疾病发生。

⑦水星丘：指小指根部后面的隆起部分。如果该部位的纹路杂乱无章时，可能有肝炎、胆囊炎等疾患。

(3) 掌中的细小纹线：掌中的细小纹线与人的健康关系密切，而且在疾病诊断中有时有很重要的意义，下面我们介绍 15 种掌中的细小纹线（图 5-48）。

①波浪纹：纹线起伏，直观呈波浪状，也可以是叠波，有间断，也包括纹线深浅波形变化的情况。多见于主线末端或主线的变异形。

②分叉纹：一般为主线末端或主要分支线末端分成两叉或几叉清晰线纹。

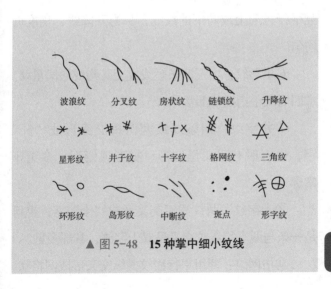

▲ 图 5-48　15 种掌中细小纹线

③房状纹：主线的支线迅速分化出许多线纹，称房状纹。多见于主线末端。

④链锁纹：纹线如圆环一样，环环相接，连接成链锁状，有时在环与环相接合处亦可分出细小支线。多见于主线的变异形。

⑤升降纹：从中央进行中或支线别出的几条相互平行且向上或向下的纹线，称为升降线，长度近均匀。

⑥星形纹：由三四条短线纹交叉构成形同星状。掌四周或手指指节部常见。

⑦井字纹：四条线纹两两相交叉形成"井"字，也有时有出头呈方形、梯形或矩形。多见于掌部。

⑧十字纹：两纹线相交叉形成"十"字，也可是一条与两平行线纹交叉呈双十字纹，掌部多见。

⑨格网纹：两组平行线纹横纵交叉形成网格状，

多见于大鱼际处，小鱼际亦可见到。

⑩三角纹：三条线纹线两两相交，构成各种三角形。多见于主线之间，由支线围成。

⑪ 环形纹；纹线呈连续的环形，或有断续的环状，也包括皮下环形暗区等。多见于手掌部四周肌肉较丰厚处。

⑫ 岛形纹：纹线走行中途分而又合形成小岛状，有的是连岛形。多见于主线变异形，手指及大小鱼际区。

⑬ 中断纹：纹线走向明确，但中间有断开，使纹线呈二三段。多见于主线变异形或支线。

⑭ 斑点：斑点情况较复杂，掌指部均可出现。有的是斑点、斑块状皮肤底色纹消失；有的是底色纹或其他纹线中有色斑点，一般为青、白、红、黑、黄。纹线走行至此变成斑点或底色纹变浅。另外，指甲、皮下也可见斑点。

⑮形字纹：即手上线纹构成自然界中的动物简单形状或其他自然形状，或是汉字形状。前面提到的井字纹是最常见的一种，还可见到如"丰""田""大""人""刀""丁""王""日""月"等。这些均无特殊意义。